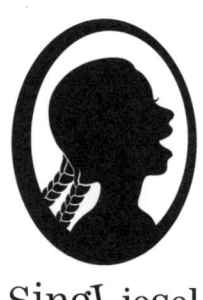

SingLiesel

Die schönsten
Steckenpferd-Geschichten
aus früheren Tagen

von Günter Neidinger

Autor:
Günter Neidinger

Illustrationen:
Nikolai Renger

Experten-Beirat:
Dr. phil. Marion Bär, Diplom-Gerontologin
Dr. med. Franziska Gaese, Fachärztin für Psychiatrie und Psychotherapie
Irmgard Hauser, Pflegedienstleiterin
Christine Indlekofer, Gerontopsychiatrische Fachkraft
Dr. med. Miriam Tönnis, Fachärztin für Neurologie
Barbara Weinzierl, Diplom-Musiktherapeutin
Dr. Dieter Czeschlik, verlegerischer und wissenschaftlicher Berater

Herausgeber:
SingLiesel Verlag

ISBN 978-3-944360-53-9

© 2015 SingLiesel GmbH, Karlsruhe
www.singliesel.de

Das Steckenpferd

Im Schuppen hinter unserem Haus stand ein echtes Steckenpferd: Das war ein Stecken mit einem Pferdekopf aus Holz. Mein Onkel hatte das Spielzeug für uns Kinder eigenhändig gefertigt und den Kopf besonders schön angemalt. Der Pferdekopf hatte große, treue Augen bekommen. Wir spielten so gerne damit, dass wir dem Spielzeugpferd einen Namen gaben: „Flamme" hatten wir es nach langen Überlegungen getauft.

Manchmal stritten wir uns, wer das Steckenpferd zwischen die Schenkel klemmen und damit ausreiten durfte. Wir, das waren meine Geschwister Lukas, Paul, Marie und ich. Unsere Mutter machte dann nicht viel Federlesens. Bei Streitereien wurde das Steckenpferd einfach für ein paar Tage weggesperrt.

„Sucht euch eine andere Beschäftigung!", sagte sie nur.

Später, in der Schule, sollte ich einmal einen Aufsatz über mein Steckenpferd schreiben – damit meinte unser Lehrer aber nicht das Spielzeugpferd im Schuppen. Wir sollten einen Aufsatz über unsere Lieblingsbe-

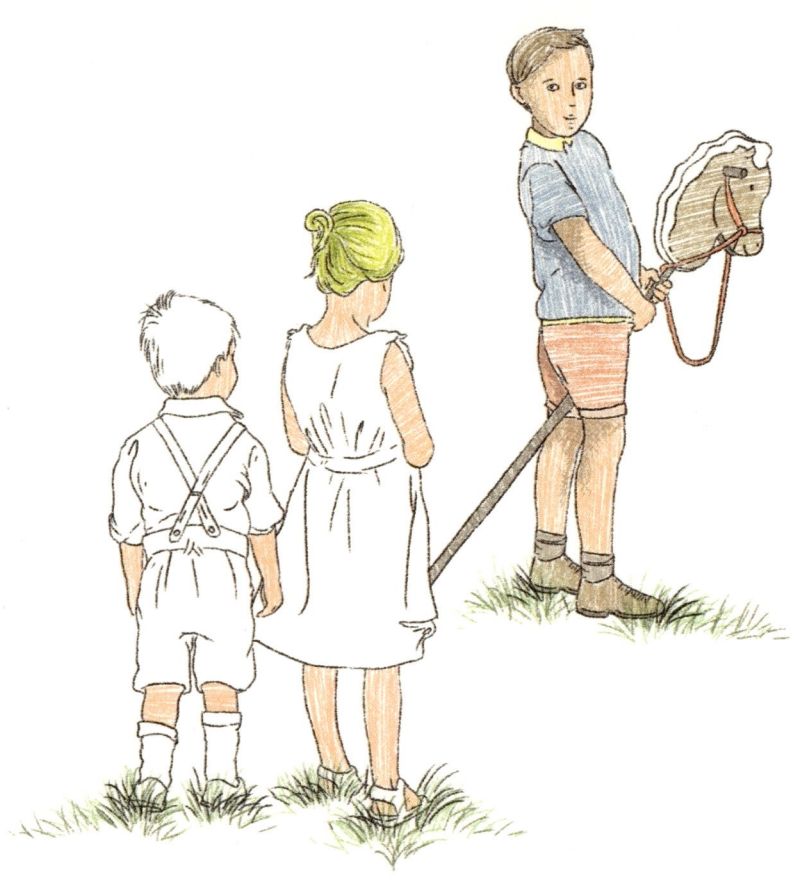

schäftigung schreiben, darüber, womit wir am liebsten
die Zeit verbringen mochten.

Als Kind hatte ich so viele Lieblingsbeschäftigungen,
dass ich mich erst gar nicht entscheiden konnte, worüber ich im Aufsatz schreiben würde. Alles, was nicht
mit Schule und Hausaufgaben und Zähneputzen zu tun
hatte, mochte ich gerne!

Also dachte ich nach. Hatte ich ein anderes Steckenpferd als das im Schuppen? Lesen? – Damals hatten
wir außer einer einbändigen Volksausgabe eines Le-

xikons keine geeigneten Bücher im Haus. Radio hören? – Das durften wir nur, wenn Vater da war. Wehe, es schraubte sonst jemand an dem Kasten herum! Im Garten hacken? – Das war erlaubt. Aber das war keine Lieblingsbeschäftigung.

Ich fragte Mama nach ihrem Steckenpferd.

„Mein Steckenpferd seid ihr", lachte sie, „und das von morgens bis abends!"

Ich fand das nicht so witzig.

„Und Papas Steckenpferd?", fragte ich.

„Am Kasten herumschrauben", antwortete sie.

Mit dem Kasten meinte sie den Radioapparat. Unser Vater war in seiner knappen freien Zeit tatsächlich dauernd auf der Suche nach neuen Sendern. Er suchte in sämtlichen Wellenbereichen. Und manchmal pfiff und jaulte es fürchterlich. Besonders, wenn er auf Kurzwelle unterwegs war.

„Mach den Radiokasten aus!", hörten wir dann aus der Küche.

„Und was macht Oma am liebsten?", fragte ich seufzend.

„Die hat mit ihrer Landwirtschaft genug zu tun", kam die Antwort. „Oma braucht kein Steckenpferd. Die ist froh, wenn sie ihr Vieh versorgt hat!"

Wieder Fehlanzeige!

Ich überlegte noch mal, was ich den ganzen Tag über trieb. Morgens aufstehen, Schule, Mittagessen, anschließend Hausaufgaben, Zeitschriften austragen

oder Oma auf dem Feld helfen, am Sonntag Kirche …
Nichts, worüber ich gern einen Aufsatz geschrieben
hätte!

Dabei gab es so viele Dinge, die ich gerne tat. Abends
noch auf der Straße spielen. Zum Beispiel Fußball,
Verstecken, Fangen, Räuber und Gendarm, Blinde-
kuh, Federball … Aber das taten ja alle Kinder gern.
Es sollte schon ein besonderes Steckenpferd für den
Aufsatz sein, und ich konnte mich immer noch nicht
entscheiden.
    Dann fiel mir ein, wie ich alle Steckenpferde unter ei-
nen Hut bekommen könnte: beim Geschichten-Schrei-
ben! Ich erklärte in meinem Aufsatz also das Geschich-
ten-Schreiben zu meiner Lieblingsbeschäftigung!

Und als ich den Aufsatz benotet zurückbekam, stand
eine glatte Eins darunter.
    „Streber!", zischte mein Banknachbar.
    Aber das war mir egal. Selber schuld, wenn er sich
ein uninteressantes Steckenpferd ausgesucht hatte!
    Seit damals ist mir das Geschichten-Schreiben eine
Lieblingsbeschäftigung geblieben.

Der Kräuterdieb

Ein Blickfang in unserer Straße war der Bauerngarten von Oma Carstens. Farbenprächtig blühten darin allerlei duftende Blumen und Stauden vom Frühjahr bis in den späten Herbst hinein. Stockrosen, Hortensien, Rittersporn, Phlox, Margeriten, Tränendes Herz, Lupinen und … und … und … Eine Vielfalt an Farben und Düften!

Oma Carstens lebte seit einigen Jahren allein in ihrem schmucken Fachwerkhäuschen. Ihr Mann war gestorben, die beiden Söhne hatten längst ihre eigenen Familien. Die alte Frau hatte allerdings immer gern Leben um sich herum.

„Ruhe habe ich im Grab noch genug", sagte sie des Öfteren.

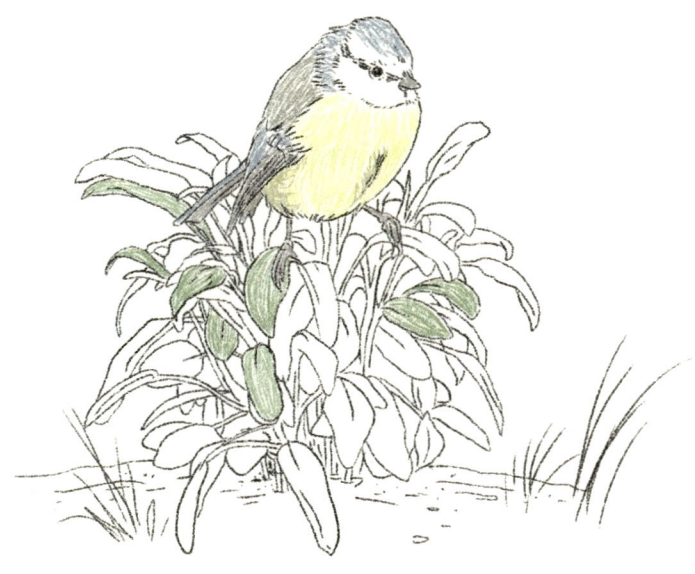

Wir Buben und Mädchen aus der Nachbarschaft waren deshalb immer willkommen. Für uns Kinder war sie eben die Oma Carstens.

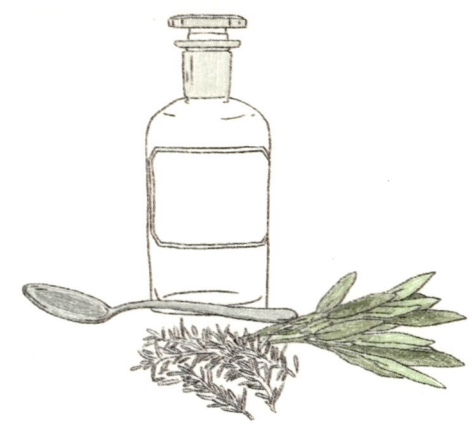

Sie liebte ihren Bauerngarten. Doch ihr eigentliches Steckenpferd war der Kräutergarten. Vor Jahren hatte sie ihn zusammen mit ihrem Mann oberhalb der Mauer neben der Gartenterrasse angelegt. Mit Kräutern kannte sich Oma Carstens bestens aus. Es gab kaum eine Krankheit, gegen die ihr nicht ein heilendes Kräutlein einfiel – als Tee, Saft oder Salbe.

„Im Mittelalter wäre ich eine Kräuterhexe gewesen", lachte sie, wenn sie mal wieder einen ihrer Tränke mixte.

„Als tapfere Ritter hätten wir dich immer beschützt, Oma Carstens", gelobten wir feierlich.

Die alte Frau war von unserer Treue so gerührt, dass sie uns dann jedes Mal mit einer Leckerei belohnte.

Auch bei der Verwendung von Küchenkräutern war Oma Carstens Expertin. Mithilfe von Rosmarin, Salbei, Thymian, Bohnenkraut, Liebstöckel und anderen Zutaten zauberte sie die herrlichsten Gerichte.

Kräuterpfannkuchen war so ein Lieblingsgericht, mit dem sie uns Kinder manches Mal überraschte, wenn wir ihr bei der Arbeit halfen oder für sie einkauften.

Doch eines Tages kam uns Oma Carstens irgendwie anders vor. Nachdenklicher, nicht so fröhlich wie sonst.

„Hast du Kummer?", fragte Marie.

„Sehe ich so aus?", kam die Gegenfrage.

„Ja, irgendwie schon", versicherten wir.

Und dann erzählte uns Oma Carstens von ihrem Verdacht. Seit zwei Tagen war ihr geliebter Kräutergarten nicht wie sonst. Da und dort lagen abgerupfte Blätter herum, und der Salbeistock sah ziemlich zerzaust aus.

„Da scheint ein Kräuterdieb am Werk zu sein", vermutete sie.

„Wir waren es nicht!", riefen wir sofort.

„Euch habe ich auch nicht verdächtigt", sagte Oma Carstens und lächelte.

Uns Kindern war klar, dass dieser Fall aufgeklärt werden musste. Oma Carstens sollte wieder richtig fröhlich werden!

Also legten wir uns auf die Lauer. Wie richtige Detektive beobachteten wir den Kräutergarten aus sicherer Entfernung. Wir wechselten uns stündlich ab, damit die Hausaufgaben nicht zu kurz kamen. Den ganzen Nachmittag über geschah nichts.

„Fehlanzeige!", hieß es bei jeder Ablösung.

Oma Carstens versorgte uns Spürnasen mit kühlen Getränken, die sie frisch gerührt hatte. Aber auch die schienen nicht zu helfen.

Wir wollten die Aktion schon abbrechen, als uns plötzlich etwas auffiel. Eine kleine Blaumeise schaukelte an einem Salbeizweig munter hin und her. Dabei zupfte sie mit ihrem Schnabel eifrig an den Blättern herum.

Mit einem kräftigen Ruck riss sie ein Stück ab und flatterte davon. – Sollte sie etwa der Kräuterdieb sein?

Kurze Zeit später wiederholte sich der Vorgang, dann wieder und wieder.

„Vielleicht haben ihre kleinen Vogel-Jungen Halsweh", meinte Marie.

Sie wusste nämlich von Oma Carstens, dass Salbei dagegen ein wirksames Mittel war.

„Dann kann sie nehmen, so viel sie will!", lachte Oma Carstens und war wieder fröhlich wie sonst.

Strickliesel und Co.

Wolle, Stickzeug oder Häkelnadeln für Jungs? Nein, Handarbeiten war in meiner Schulzeit ein Fach für die Mädchen. Dafür gab es extra eine Handarbeitslehrerin. Meistens war das ein älteres Fräulein, die den Schülerinnen das Nähen, Stricken, Häkeln, Weben und ähnliche nützliche Dinge beibrachte. Und „Fräulein" war früher eine Anrede, auf die unverheiratete Frauen noch stolz waren!

Unsere Mutter war froh, dass sie das alles in der Schule gelernt hatte. Oft saß sie abends an der Nähmaschine und schneiderte aus alten Mänteln, Hosen, Röcken, Vorhängen und dergleichen neue Kleidungsstücke für

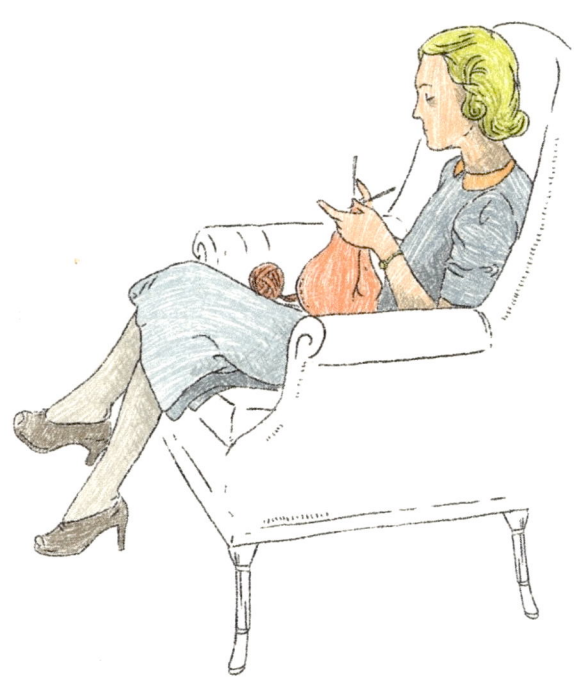

uns Kinder. Niemand fragte sie danach, ob das ihre Lieblingsbeschäftigung sei. Die vier Kinder mussten einfach jeden Tag etwas zum Anziehen haben.

Wir freuten uns aber nicht immer über die selbstgenähten Meisterwerke unserer Mutter. Und manchmal gab es auch Tränen, wenn uns etwas angepasst wurde, was uns nicht gefiel.

„Mit so einer Apfelstehler-Hose gehe ich nicht in die Schule", heulte ich einmal los, als ich in Knickerbockern vor dem Spiegel stand.

„Dann zieht Lukas sie eben an!", befand die Mutter.

Und da Lukas keine stichhaltigen Einwände vorbrachte, war für sie der Fall erledigt.

Problematisch waren auch die langen Strümpfe, die wir im Frühjahr zu den kurzen Hosen tragen mussten. Meistens hatten sie an den Knien Löcher, wenn wir nach Hause kamen und wieder einmal hingefallen waren.

Im Schrank waren keine neuen Exemplare. Also mussten die alten gestopft werden. Und wieder saß unsere Mutter den ganzen Abend da.

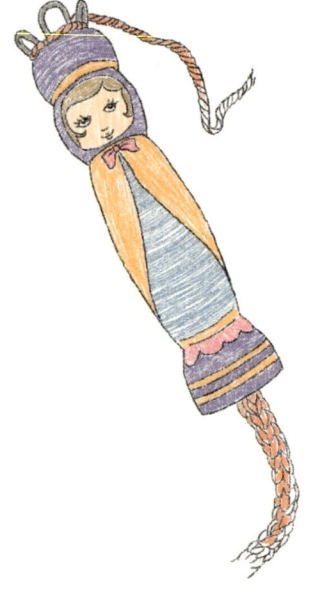

„Damit keine Langeweile aufkommt", scherzte sie.

Wie froh waren wir, wenn wir nach Ostern Knie-
strümpfe oder gar kurze Socken anziehen durften.
Endlich waren wir die gestopften Strümpfe los und mit
ihnen die Leibchen mit den Gummistrapsen, an denen
sie befestigt waren.

Wir Buben hatten mit Handarbeiten nichts am Hut.
Davon verstanden wir nichts. Doch ganz verschont blie-
ben wir nicht, denn immer wenn Mama oder Oma neue
Wolle gekauft hatten, waren wir gefordert. Dann hieß
es Arme ausstrecken, die Wollstränge halten, Knäuel
wickeln. Das konnte ganz schön Muskelkater geben!
Oma strickte uns dafür neue Socken und Kniestrümp-
fe. Mama überraschte uns Buben ab und zu mit einem
neuen Pullover oder Marie mit einem Kleidchen.

Eines Tages kam eine alte Stricktechnik wieder in
Mode. Man konnte sich das Gerät dazu in bunten Farben und Formen im Laden kaufen. Wir aber bastelten
es uns aus einer hölzernen Garnrolle und vier Nägeln
in einer einfachen Version selber.
Mit einer Strick- oder Häkelnadel konnte dann los-
gelegt werden: Masche für Masche, immer im Kreis
herum, so wuchsen aus der Strickliesel beliebig lange
Schnüre heraus. Wie stolz waren wir, wenn aus den
längsten Schnüren schließlich Topflappen oder Unter-
setzer entstanden, mit denen wir der Mutter eine Freude machen konnten.

Auch wenn wir Buben fanden, dass alle Handarbeiten
unter unserer Würde waren: Von der Strickliesel ließen

wir uns anstecken. Jeder wollte einen neuen Rekord brechen und eine noch längere Schnur herstellen. Statt Fußball zu spielen, saßen wir auf der Gartenmauer und strickten.

„Aha, die Firma Strickliesel und Co. ist mal wieder am Werk!", sagte unser Vater lachend, wenn er von der Arbeit nach Hause kam.

Und die Mutter hatte eine interessante Wirkung des neuen Steckenpferdes ausgemacht.

„Seit sie stricken, streiten sie nicht mehr", stellte sie lächelnd fest.

„Mal sehen, wie lange das anhält", meinte der Vater.

An der nötigen Wolle sollte es jedenfalls nicht fehlen!

Die springenden Molche

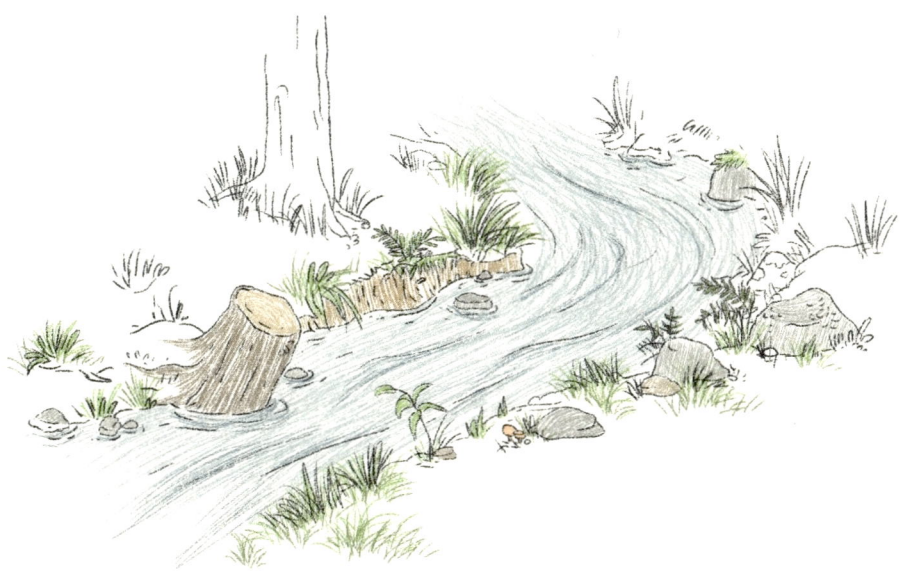

„Habt ihr eure Staudämme auch wieder weggeräumt?"
Das fragte Oma jedes Mal, wenn wir vom Spielen am
Bach heimkamen.

Kleine Bäche und Flüsschen, also alle fließenden Gewässer, übten auf uns Kinder eine magische Anzie-
hungskraft aus. Wir liebten es, am Ufer zu sitzen und
Staudämme zu bauen.

Und gerade vor dem Bauernhaus unserer Oma floss
ein kleiner Bach entlang. Sein friedliches Murmeln und
Rauschen klang so einladend! Wenn wir zu Besuch waren, dauerte es nie lange, bis wir am Wasser saßen, uns
mit Steinen und Grasbüscheln ans Werk machten und
Staudämme bauten.

Stundenlang konnten wir uns so die Zeit vertreiben.
Manchmal unterbrach Oma unser weltvergessenes

Spiel, wenn sie unsere Hilfe brauchte: Es galt, Kartoffeln und Rüben zu versorgen oder gespaltenes Holz aufzuschichten. Auch musste Stroh für das Vieh durch die Häckselmaschine gedreht werden. Und immer, wenn sie uns vom Bach herbeirief, erinnerte sie uns daran, die Staudämme wieder wegzubauen.

„Warum? Die sind doch so schön!", so versuchten wir, uns davor zu drücken. Schließlich waren es unsere eigenen Werke!

Doch Oma machte keine Kompromisse. Jeder Bauernhof hatte nämlich für den Teil des Baches zu sorgen, der an sein Grundstück grenzte. Normalerweise plätscherte das Wasser munter vor sich hin. Aber wehe, es gab Hochwasser! Dann wurden die beschaulichen Rinnsale zu reißenden Bächen, die alles überschwemmten und mit sich rissen.

Nur das strenge Sauberhalten des Bachbetts konnte für ein glimpflich verlaufendes Abfließen der Wassermassen sorgen. Also mussten die Dämme, die wir im Spiel mühsam errichtet hatten, jedes Mal wieder abgebaut werden.

Interessant für uns Kinder war auch ein anderer Bach in der Nähe. Bei einem Ausflug zu diesem Bach nahmen wir immer ausgespülte leere Marmeladen- oder Einweckgläser mit, denn Fische und Molche tummelten sich in diesem Gewässer. Bei den Fischen handelte es sich aber lediglich um winzige Stichlinge, die da in Scharen schwammen.

„Das bringt nichts!", sagte Paul.

„Die sind zu winzig", pflichtete Marie bei.

Also packten wir unsere Gläser wieder ein und wanderten weiter. An einer ruhigen Stelle des Bachbetts entdeckte Lukas ein paar Molche.

„Die sehen gut aus!", konstatierte Paul.

„Die könnten wir in der Schule vorzeigen", schlug Lukas vor.

Damit konnten wir im Unterricht sicher Eindruck schinden.

„Vielleicht steht in unserem Volkslexikon etwas über Molche", überlegte ich.

„Wir könnten einen Vortrag halten", kam Marie ins Schwärmen.

Diese Aussicht war mehr als verlockend. Also packten wir unsere mitgebrachten Gläser aus und machten uns auf Molchexpedition. Und tatsächlich! Es gelang uns, einige stattliche Exemplare einzufangen. Deckel drauf und ab in den Spankorb auf den Gepäckträger meines Fahrrads.

Unsere Mutter war aber alles andere als erfreut über die Ausbeute unserer Expedition.

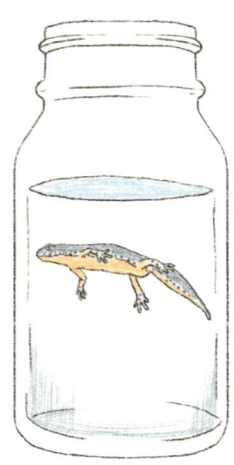

„Was soll ich mit diesem Gezappel anfangen?", wollte sie wissen.

„Wir wollen sie unserem Lehrer zeigen", versuchte Marie zu erklären.

„Das gibt bestimmt eine gute Note", ergänzte ich.

„Na, dann lasst das Viehzeug über Nacht mal auf dem Fensterbrett stehen", ließ sich unsere Mutter schließlich erweichen.

Zufrieden über den glücklichen Ausgang und das zu erwartende Lob des Lehrers schliefen wir ein.

Kaum blinzelten die ersten Sonnenstrahlen durch die Ladenritzen, waren wir auf den Beinen.

Unsere Mutter ahnte, was uns so tatendurstig den Tag beginnen ließ, doch als acht Kinderaugen in die leeren Gläser auf dem Fensterbrett starrten, war unser Schwung erst einmal gebremst. „Die Molche sind weg!", rief mein Bruder empört.

„Die müssen über Nacht wohl zurück in den Bach gesprungen sein", verkündete Mama und zuckte mit den Schultern. Tröstend fügte sie hinzu: „Da geht es ihnen ja auch viel besser als in so einem kleinen Glas."

Lächelte sie dabei ein wenig?

„Springende Molche", meinte Lukas, „eine Sensation! Die Nachricht wird sogar unseren Lehrer begeistern!"

Tannenbäume mit Kirschen

Wandern, Rast machen, Rucksack aufbinden und von einem Wurstbrot abbeißen ... wie herrlich ist das!

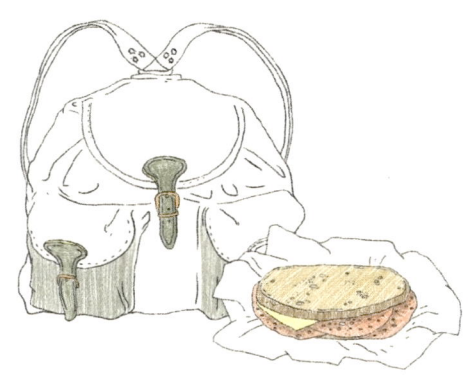

Unser Opa väterlicherseits war Kaufmann in einer großen Uhrenfabrik. Sechs Tage in der Woche ging er früh am Morgen aus dem Haus. Und es war immer spät, wenn er von der Arbeit heimkam. Umso mehr freute er sich auf den Sonntag, an dem er so oft wie möglich eine Wanderung oder zumindest einen ausgedehnten Spaziergang machte.

Schon vor dem Frühstück trat er ins Freie und schnupperte die Luft. Dann wurde bei fast jedem Wetter der Wander-Rucksack gepackt! Wenn Oma mitkam, steckte sie immer einen Stoffbeutel ein. Unterwegs sammelte sie darin Kiefernzapfen für den Ofen.

Wenn wir bei Oma und Opa in Ferien waren, freuten wir uns riesig auf diese Ausflüge. Das Wandern selber war für uns dabei nicht so wichtig. Wichtig waren vor allem die Wurstbrote aus dem Rucksack! Bei uns zu Hause gab es damals selten Wurst. Nur wenn Oma geschlachtet hatte, waren ab und zu ein paar Schwarz- und Leberwürste auf dem Tisch.

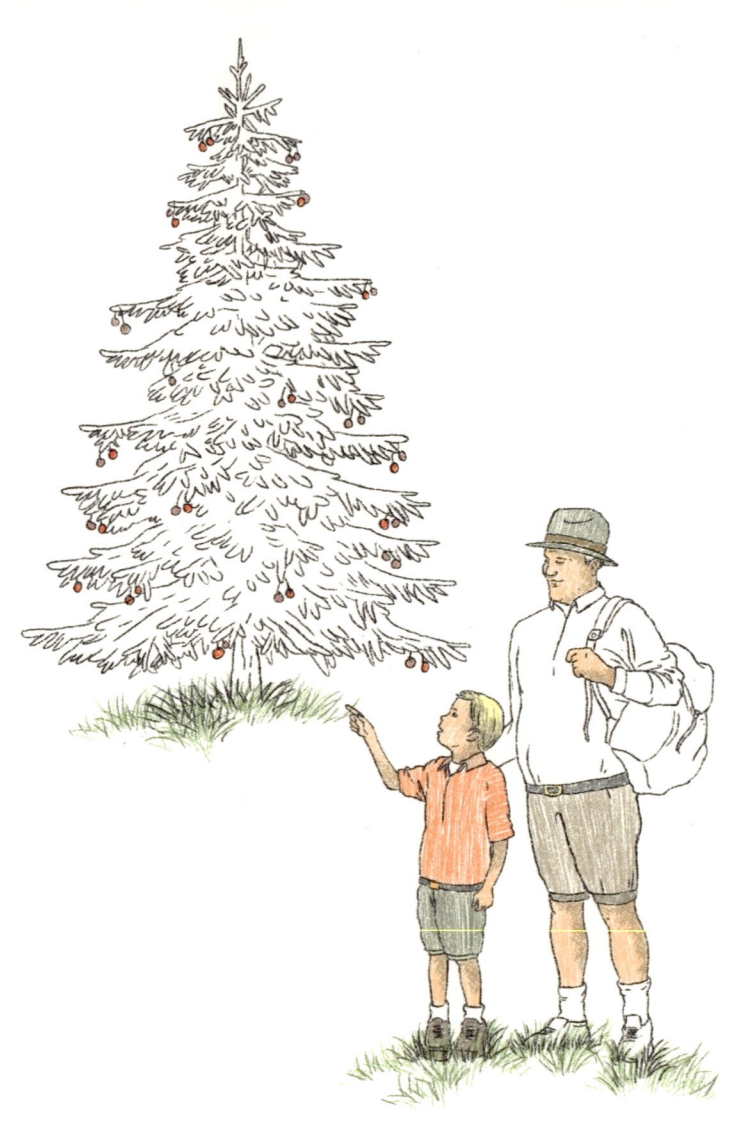

Am beliebtesten bei den Wanderungen im Schwarzwald mit Oma und Opa war das Einkehren in einer
Wirtschaft. Damals waren das meistens Bauernhäuser
mit einer einfach ausgestatteten Gaststube. Man packte die Brote aus und bestellte ein Getränk dazu. Opa
bekam ein Bier, Oma eine Weinschorle und wir Kin-

der eine Limonade. So etwas kannten wir von zu Hause nicht. Da gab es nur Wasser oder Tee.

Lustig wurde es, wenn sich einige Hühner vom Bauernhof in die Schankstube verirrt hatten. Gackernd liefen sie umher und pickten die Brosamen auf, die auf den Boden fielen. Und manchmal halfen wir dabei etwas nach. Die armen Hennen sollten doch auch satt werden!

Wenn unsere Einkehr auf die Mittagszeit fiel, bestellte Oma für alle eine große Schüssel Nudelsuppe. Die war zwar nicht überall zu bekommen, doch ab und zu hatten wir Glück. Nudelsuppe in der Wirtschaft, das war schon etwas Besonderes!

„Heute werden wir zur Abwechslung mal durch den Zauberwald wandern", sagte Opa eines Sonntags.

Natürlich waren wir Kinder Feuer und Flamme. Einen Zauberwald hatten wir noch nie erlebt. Ob es da Zwerge gab oder gar Feen und Hexen? Aber wenn Opa dabei war, hatten wir keine Angst. Mit Opa konnte uns nichts passieren. Da waren wir uns sicher.

So eifrig hatte Opa seine Enkel selten wandern gesehen. Gespannt hielten wir Ausschau. Aber so angestrengt wir auch schauten, es war nichts anders als sonst. Die Tannen trugen ihre Zapfen aufrecht, die Fichtenzapfen hingen nach unten, und Omas Kiefernzapfen sahen auch wie sonst aus.

„Wann sind wir endlich im Zauberwald?", riefen wir ungeduldig.

„Abwarten! Der kommt schon noch", versuchte uns Opa bei Laune zu halten.

Und tatsächlich – nach einer Wegbiegung glaubten wir unseren Augen nicht zu trauen: Da hingen auf einmal Kirschen an den Tannen!

„Das gibt's doch nicht!", rief Paul.

„Da sind auch welche!", schrie Lukas, der einen weiteren Zauberbaum entdeckt hatte.

Wie muntere Rehe sprangen wir von Baum zu Baum und sammelten die süßen Früchte ein. So einen tollen Wald hatten wir noch nie erlebt.

„Schade, dass es bei uns daheim keinen Zauberwald gibt", seufzte Marie.

„So einen gibt es nur bei Oma und Opa", sagte ich.

Mir war ein leiser Verdacht gekommen. Opa war nämlich bei unserer letzten Rast kurz verschwunden. Und Oma hatte doch gestern eine Tüte Kirschen gekauft ...

Lag da nicht ein verschmitztes Lächeln auf Opas Gesicht? Zauberwald hin oder her, die Kirschen schmeckten jedenfalls sehr lecker!

Vom Winde verweht

„Opa, darf ich mir deine Briefmarken anschauen?",
bettelte ich neugierig. Dieses Mal war ich allein zu Besuch bei den Großeltern. Meine Geschwister waren bei
anderen Verwandten.

Neben dem Wandern hatte Opa noch ein zweites Steckenpferd. Wenn das Wetter keinen Hund vor die Tür
lockte, oder auch mal zur Erholung am Feierabend, öff-
nete er ein Schreibtischtürchen und holte seine Brief-
markenalben hervor. Es war eine stattliche Sammlung.
Als Kaufmann hatte er im Geschäft viel Korrespon-
denz zu erledigen, auch mit ausländischen Firmen. Da
hatten sich mit den Jahren die
schönsten Marken ange-
sammelt.

Zu Opas Hand-
werkszeug beim Um-
gang mit den Brief-
marken gehörten eine
große Lupe, eine Pin-
zette und das helle Licht
der Schreibtischlampe.

„Natürlich darfst du die Alben anschauen, du musst
mir nur versprechen, dass du keine Briefmarke ohne
Pinzette anfasst", sagte Opa.
Ich versprach es. Und so durfte ich mithilfe der bunten Marken eine Reise in die große, weite Welt unter-
nehmen.

Dabei lernte ich die Namen vieler Länder kennen. Bei Brasil, Danmark, France, Nederland und Polska wusste ich schnell, dass es sich um Brasilien, Dänemark, Frankreich, die Niederlande und Polen handelte. Bei anderen Namen wie Eesti, Suomi, Eire, Norge und Sverige musste ich länger forschen oder Opa fragen. So erfuhr ich, dass es sich dabei um Estland, Finnland, Irland, Norwegen und Schweden handelte.

„Sind die Marken viel Geld wert?", wollte ich wissen.

Opa erklärte mir, dass er damit keine Reichtümer sammeln wollte. Die Marken erinnerten ihn einfach an die Länder, aus denen er Briefe erhalten hatte. Auch die Motive und Schriften auf den Marken interessierten ihn.

„Und wenn ich den Wert einer Marke wissen will, schaue ich im Michel-Katalog nach. Da sind alle Briefmarken drin", erklärte Opa.

Später holte Opa eine Schachtel aus dem Schreibtisch hervor. Da waren viele Marken drin, die noch nicht vom Briefpapier abgelöst waren.

„Wenn du willst, kannst du mir morgen Abend dabei helfen", schlug er vor.

Natürlich wollte ich. Ich fieberte dem nächsten Abend entgegen.

Opa hatte ein Wasserbad mit warmem Wasser und ein zweites mit kaltem Wasser vorbereitet. Außerdem lagen einige Bogen Löschpapier, alte Zeitungen und ein paar dicke Bücher bereit. Ich durfte die Marken ins warme Wasser legen. Wenn sie sich gelöst hatten, rieb Opa sie sachte ab und beförderte sie ins kalte Bad. Dann wurden sie mit der Pinzette auf Löschpapier zwischen Zeitungsblätter gelegt und mit den Büchern beschwert.

„Jetzt lassen wir sie trocknen", meinte Opa, „morgen kommen sie ins Album."

Jetzt hatten wir uns eine Erfrischung verdient. Opa trank ein Bier und Oma schenkte mir ein Glas Limonade ein. Sie selber gönnte sich ein Glas Sekt.

„Prost!", lachte sie. „Damit ihr nicht alleine trinken müsst …"

Ich konnte den folgenden Abend kaum erwarten. Selten war ich mit dem Abendbrot so schnell fertig gewesen. Und Opa beeilte sich zum Glück auch. Er grinste mich vielsagend an.

Als der Tisch abgeräumt war, holte Opa seine Schätze unter den Büchern hervor. Vorsichtig wurden die

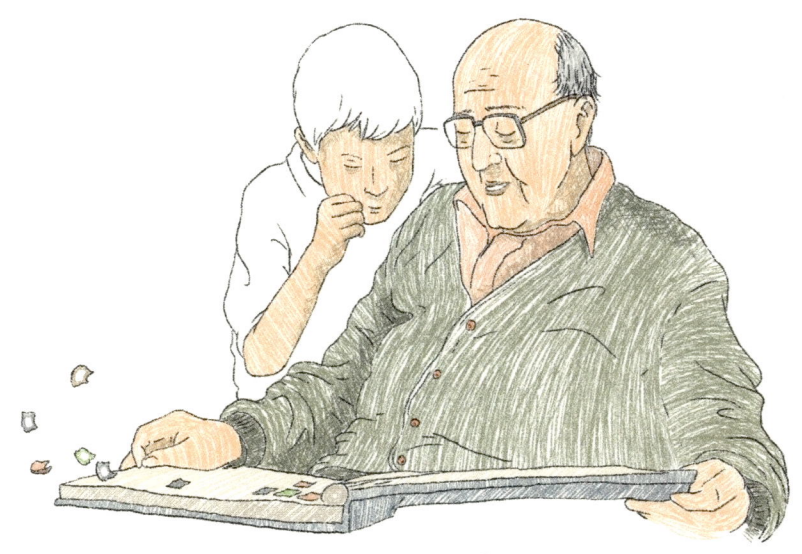

Zeitungen aufgeschlagen und die trockenen Marken von den Löschblättern entfernt. Natürlich mit Pinzette!

Dann aber passierte das Malheur. Als die trockenen Marken auf dem Tisch lagen und darauf warteten, ins Album gesteckt zu werden, kam Oma herein. Irgendwo musste ein Fenster offen gewesen sein, denn ein gewaltiger Windstoß folgte ihr und wehte die Marken in alle Richtungen.

„Oje, das tut mir leid!", entfuhr es Oma.

Opa blieb ganz ruhig. Er sah mich an und sagte stolz: „Mit meinem jungen Gehilfen können wir die Marken schnell wieder einsammeln, wir sind ja echte Briefmarkensammler!"

Ein Fahrrad mit Abblendlicht

„Ein Fahrrad", flüsterte ich manchmal sogar vor dem Einschlafen sehnsüchtig vor mich hin, „wenn ich doch nur ein Fahrrad bekommen würde!" Aber auch an Weihnachten oder zum Geburtstag war ein so großes Geschenk nicht zu erwarten.

Mit einem Fahrrad stellte ich mir das Leben viel schöner vor. Ich könnte morgens in die Schule fahren, zwei Kilometer hin, zwei Kilometer zurück. Die Zeitungen auszutragen wäre damit auch viel leichter. Und zu Oma käme ich viel schneller, um ihr bei der Feldarbeit zu helfen.

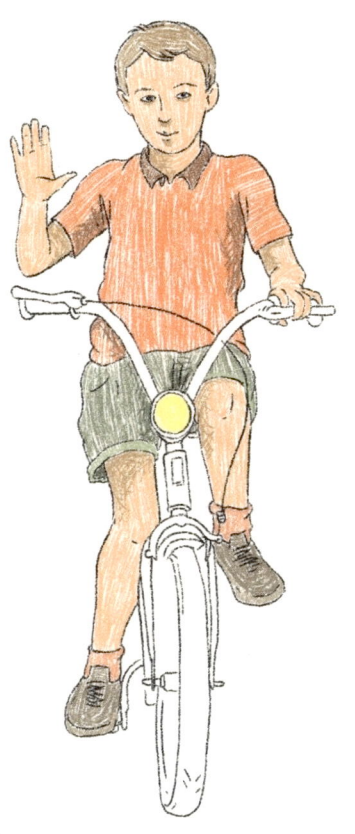

„Woher nehmen, wenn nicht stehlen?" Mama zuckte mit den Schultern.

Mir war klar, dass sie das mit dem Stehlen nicht ernst meinte. In der damaligen Zeit war das nur so ein geflügeltes Wort. Man sagte es, wenn man keine Lösung wusste.

In den Sommerferien planten die Ministranten von St. Peter und Paul eine Fahrradtour. Drei Tage unterwegs mit Übernachtung im Zelt! Wie gern wäre ich mitgefahren. Für Zelte sei gesorgt, hieß es, Fahrräder müsste man selber beschaffen.

„Du kannst ja ausnahmsweise mal meines nehmen", bot Mama mir großzügig an.

Aber ich, ein Junge, mit einem Damenfahrrad? Was würde das für einen Eindruck machen? Alle Buben hatten Räder mit einer Stange. Beim Aufsteigen musste man das rechte Bein über den Sattel schwingen. Bei einem Rad ohne Stange sähe das lächerlich aus. Sollte ich wie ein Mädchen aufsteigen? Ich sah die feixenden Gesichter vor mir.

„Dann bleibe ich lieber daheim", seufzte ich den Tränen nah.

„War ja nur ein Vorschlag", meinte die Mutter nur.

Doch innerlich wurmte es sie auch ein wenig, dass sie ihrem Buben nicht helfen konnte. Und sie dachte nach.

„Schau heute Nachmittag mal bei deinem Onkel Andres vorbei", sagte sie am nächsten Tag. „Er hat etwas für dich!"

Onkel Andres war der Bruder meiner Mutter. Eigentlich hieß er Andreas. Aber alle sagten nur Andres zu ihm. Das war in unserer Gegend so.

Der Onkel hatte in seinem Schuppen ein altes Fahrrad stehen. Ein Herrenfahrrad zwar, aber ziemlich verrostet und mit Spinnweben umhüllt. Ich konnte mir nicht vorstellen, damit jemals als Verkehrsteilnehmer anerkannt zu werden.

Onkel Andres sah mir die Enttäuschung an.
„Das kriegen wir schon hin", behauptete er.

In seiner Werkstatt holte er Schmirgelpapier gegen den Rost, schwarze Farbe für die Eisenteile, rote Farbe für die Schutzbleche, Silberbronze für den Lenker und einige Pinsel.
„Und jetzt ans Werk!", lachte er.

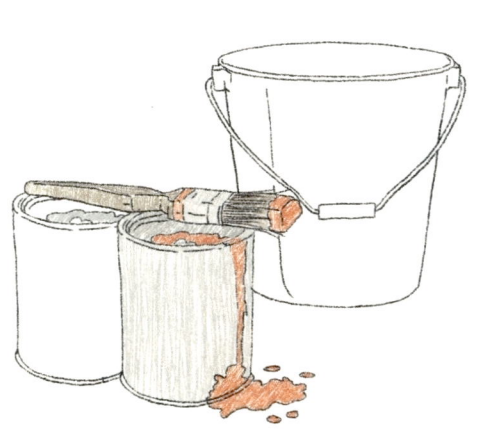

Ich war skeptisch. Aber frisch gewagt ist halb gewonnen. Erst mal wurde tüchtig gewaschen, getrocknet, geschmirgelt. Dann suchte Onkel Andres Pinsel heraus, und wir begannen zu streichen! Je weiter die Arbeit voranschritt, desto eher konnte ich mir das Gesamtkunstwerk vorstellen.

Onkel Andres besorgte noch neue Reifen und Schläuche. Auch eine neue Kette schleppte er an.
„Als Vorschuss für deinen Geburtstag", meinte er.
Als das Fahrrad fertig im Hof stand, war für mich Geburtstag und Weihnachten zugleich. Es sah zwar nicht wie der neueste Schrei aus, aber ich konnte mich damit sehen lassen. Und es hatte eine Besonderheit, die an keinem neuen Rad zu finden war. Das Vorderlicht hatte einen Drehknopf, mit dem man auf Fern- oder Abblendlicht umschalten konnte!

Mein Fahrrad mit dem Abblendlicht wurde der Renner. Alle Kameraden wollten in der Dämmerung einmal damit fahren.

Das Radfahren war jetzt meine Lieblingsbeschäftigung geworden. Und als die Fahrradtour der Ministranten startete, war ich der Erste, der fröhlich das rechte Bein über den Sattel schwang und den Daheimgebliebenen winkte!

„Bis bald und gute Fahrt!", riefen meine Geschwister mir hinterher.

Christbaumständer mit Antenne

„Dass mir ja keiner was am Radio verdreht!", schärfte uns unser Vater immer wieder ein. Das Radio war sein Ein und Alles. Chzzzchkrrchzsch ... Wie rauschte es rätselhaft aus dem Kasten, wenn er neue Sender suchte, wie angestrengt horchte der Vater dabei, und wie sehr entspannte sich sein Gesicht, wenn er wieder einen neuen Sender gefunden hatte, der dann klar zu verstehen war!

Unser Vater rauchte nicht, trank keinen Alkohol und gab auch sonst nur Geld aus, wenn es der Familie zugute kam. Das einzige Steckenpferd, das er sich gönnte, war sein Radio. Einen Fernseher hatten wir damals noch nicht. Wir lauschten am Sonntag um zwei dem Kinderfunk, hörten Musiksendungen an oder verfolgten ab und zu eine Sportreportage. Doch alles immer nur, wenn Papa dabei war.

Er kannte sich in allen Wellenbereichen aus, egal ob Kurz-, Lang-, Mittel- oder Ultrakurzwelle. Er wusste Bescheid. In einem speziellen Heft notierte er sich jeden Sender mit seiner genauen Frequenz. Er war sogar in Kontakt mit einem Verlag, der jedes Jahr eine neue Sendertabelle herausgab und auf Papas Kenntnisse zurückgriff.

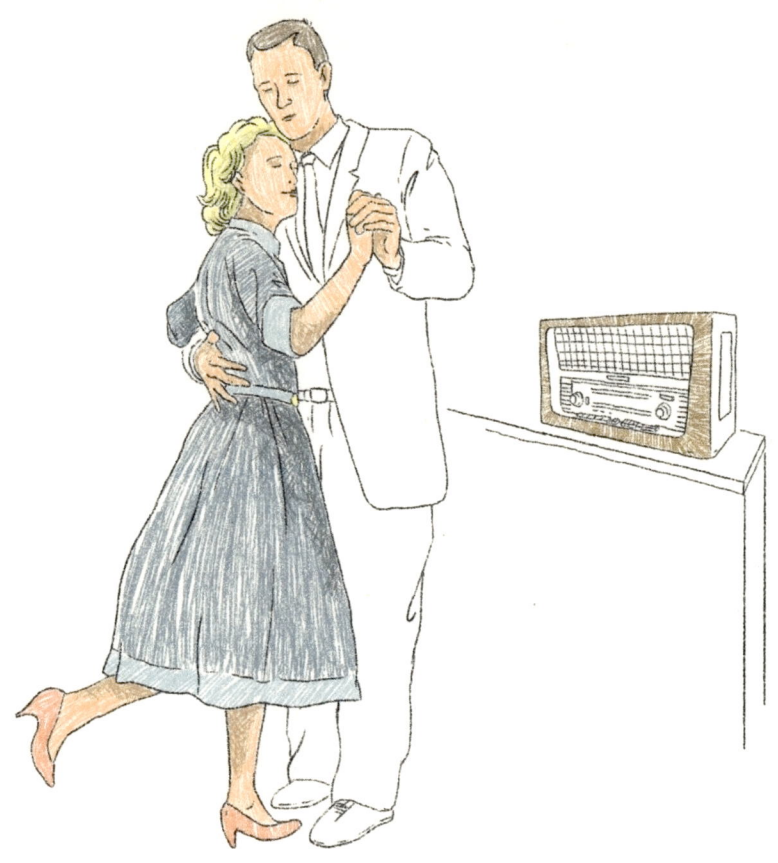

In späteren Jahren, als die Technik immer weiter voranschritt, ließ sich unser Vater eine spezielle Antenne auf das Dach bauen, die er vom Wohnzimmer aus in alle Richtungen fernsteuern konnte. Doch in den ersten Jahren gab es bei uns nur eine Zimmerantenne. Und die funktionierte nicht immer einwandfrei. Sie gab nicht viel her, und es rauschte nur so im Wellensalat.

„Mach den Kasten aus!", hörten wir unsere Mutter dann aus der Küche rufen.

Mama ging Papas Steckenpferd manchmal gehörig auf die Nerven. Ausgerechnet wenn die Kinder draußen waren und sie endlich mal ihre Ruhe hatte, musste ihr Mann am Kasten herumdrehen! So nannte sie den Radioapparat immer dann, wenn er ihr auf den Wecker ging.

Aber wenn es um sein Radio ging, war Papa ziemlich einfallsreich – und hartnäckig.

Er sann auf Abhilfe. „Wenn die Sender klar zu empfangen sind, wird auch meine Frau zufrieden sein", überlegte er. Musik hörte Mama nämlich sehr gerne.

Eines Abends kam Papa mit einem Paket nach Hause. Mama glaubte, ihren Augen nicht zu trauen, als er die Teile einer Dachantenne auspackte und zusammenbaute.

„Was willst du denn damit?", fragte sie verwundert.

„Den Radioempfang verbessern", erklärte der Vater.

Wenn unsere Mutter geahnt hätte, was sie erwartete, hätte sie ihn seinen Plan bestimmt nicht ausführen lassen. So aber zog sie es vor, im Garten zu arbeiten.

„Mach, was du denkst!", sagte sie leichtfertig und ging.

Als sie dann später, nichts Böses ahnend, das Wohnzimmer betrat, traf sie fast der Schlag. Da stand doch mitten in der Stube die Dachantenne! Sie thronte auf einem Besenstiel im Christbaumständer und füllte den halben Raum aus. Freudestrahlend drehte Papa das Monstrum hin und her, bis die Musik ohne störende Nebengeräusche aus dem Radio erklang.

„Ist das nicht herrlich?", rief er begeistert und pfiff mit der Melodie mit.

Mama sank in den Sessel. „Ich sage lieber nichts dazu," seufzte sie.

„Aber Mama, das ist doch toll!", versuchte Marie sie aufzumuntern. „Der Papa ist bestimmt ein ganz großer Erfinder!"

Dieses Lob beflügelte Papa noch mehr: Ein schwungvoller Walzer ertönte im Programm, und er forderte Mama zum Tanzen auf! Da konnte sie nicht länger ärgerlich sein. Sie stand lächelnd auf, und wir Kinder staunten nicht schlecht, wie unsere Eltern in dem kleinen Wohnzimmer, das durch die Antenne ja noch enger geworden war, zwischen den Möbeln Walzerschritte machten und lachten!

Der Christbaumständer mit Antenne stand noch viele Monate lang im Wohnzimmer.

Und als Weihnachten nahte, hatte unsere Mutter auch schon eine Idee: „Dann quartieren wir den Weihnachtsbaum ins Esszimmer um."

„Da passt er sowieso besser hin", pflichtete Papa ihr bei.

Rotkäppchen und Marie

Als eifriger Kinogänger kannte sich unser Vater mit allen Filmgrößen bestens aus. Er schwärmte für die Stars wie Greta Garbo, Zarah Leander, Marlene Dietrich, Brigitte Horney oder Hilde Krahl; er kannte alle Filme mit Heinrich George, Werner Finck, O. E. Hasse, Gustav Gründgens oder Heinz Rühmann.

Papas Begeisterung fürs Kino war so groß, dass er sich als junger Mann mit seinem ersten Geld sämtliche Klaviernoten der Filmmusiken kaufte, die er in den Geschäften finden konnte. Da er Klavierspielen gelernt hatte, konnte er alle diese Musikstücke selber ausprobieren. Viele davon spielte er später immer noch auswendig, und es waren stets glückliche Momente, wenn er uns Kindern auf dem alten Klavier in unserem Wohnzimmer etwas vorspielte.

Wir Kinder fanden Kino auch sehr aufregend. Aber wir hatten selten die Gelegenheit dazu, eine Vorstellung zu sehen. Trotzdem schlichen wir ab und zu gerne um das „Rheingold" herum – so hieß das alte Kino in unserer Stadt. Schon die bunten Plakate anzusehen,

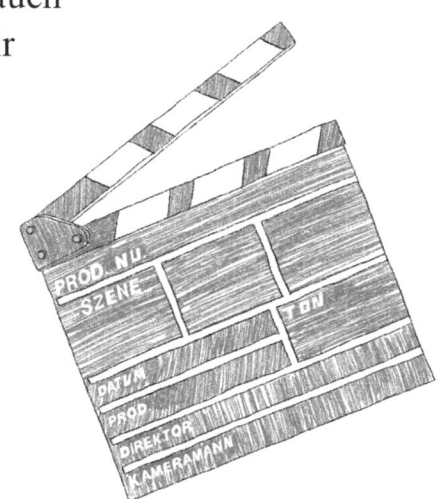

die davor prangten, konnte einen ganz sehnsüchtig machen.

Zum Glück gab es sonntags um elf Uhr im „Rheingold" Matinee-Vorstellungen zu verbilligten Preisen. Die günstigste Eintrittskarte kostete fünfzig Pfennig. Wenn ich die zusammengespart hatte, durfte ich nach der Sonntagskirche ins „Rheingold" wandern und einen Film anschauen. Jedes Mal, wenn ich der fülligen Kassendame mein abgezähltes Geld hinlegte, sie mir die Eintrittskarte aushändigte und mit ihrer rauchigen Stimme: „Viel Vergnügen, junger Mann!" wünschte, hatte ich Herzklopfen.

Zunächst waren es Schwarz-Weiß-Filme wie Helmut Käutners „Der Rest ist Schweigen", eine moderne Hamlet-Adaption mit Hardy Krüger, Peter van Eyck und Ingrid Andree; oder Alfred Weidenmanns Film „Buddenbrooks" von Thomas Mann mit Werner Hinz, Lil Dagover, Hansjörg Felmy, Hanns Lothar und Liselotte Pulver.

Damals gab es zu jedem Film noch ein Programmheft, in dem die Namen der Mitwirkenden zusammen mit ein paar Szenenfotos abgedruckt waren. Damit nahm ich ganz vorne in der ersten Reihe Platz. „Rasiersitze" nannte man diese billigen Plätze im Volksmund, denn man musste wie bei einer Bartrasur beim Friseur den Kopf nach hinten legen, um den Film sehen zu können. Die große Leinwand war ziemlich nahe und weit oben.

Als ich älter war, durfte ich ab und zu auch mal abends ins Kino. Dann gab es Farbfilme zu sehen wie den ame-

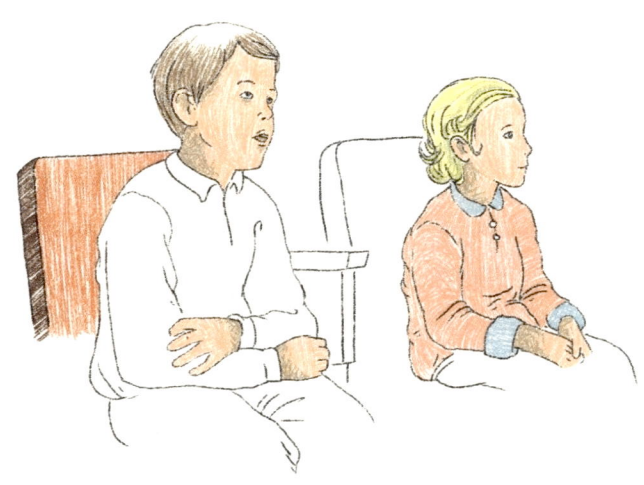

rikanischen Monumentalfilm „Ben Hur" mit Charles Heston. Der Film dauerte mehrere Stunden. Es gab wie im Theater eine längere Pause. Einige Zuschauer eilten ins nahe Gasthaus „Löwen", um sich mit einem Getränk zu erfrischen.

Am Sonntagnachmittag wurden manchmal Märchenfilme gezeigt. Einmal stand „Rotkäppchen und der Wolf" auf dem Programm. Meine kleine Schwester Marie wollte den Film unbedingt sehen. Als großer Bruder sollte ich sie begleiten und auf sie aufpassen.

Das war ein Erlebnis der besonderen Art: Jedes Mal, wenn auf der Leinwand der Wolf auftauchte, fing Marie an zu schreien. Alle Leute schauten in unsere Richtung!

Damit es Ruhe gab, schnappte ich meine Schwester und eilte mit ihr hinaus. Kaum hatte sie sich dort beruhigt, wollte sie den Film weitersehen. Also marschierten wir wieder hinein, schlichen im Halbdunkel nach vorne und nahmen wieder unsere „Rasiersitze" ein.

Aber kaum tauchte der Wolf auf, ging Maries Geschrei wieder los. Ich suchte abermals mit ihr das Weite; so wanderten wir ein paarmal raus und wieder rein, bis der Wolf endlich vom Jäger erlegt war und das Märchen sein gutes Ende hatte.

Als Begleitperson für kleine Schwestern stand ich von da an nicht mehr zur Verfügung!

Mit und ohne Blitz

„Achtung! Bitte lächeln! Jetzt!‚ wird der Fotograf rufen, dann folgt ein kurzer Blitz – und das Bild ist im Kasten.“

So, hatte uns der Vater erklärt, würde das heute auch mit uns ablaufen, denn für ein Familienfoto waren wir heute bei einem Fotografen angemeldet. Wir Kinder waren schon ganz aufgeregt.

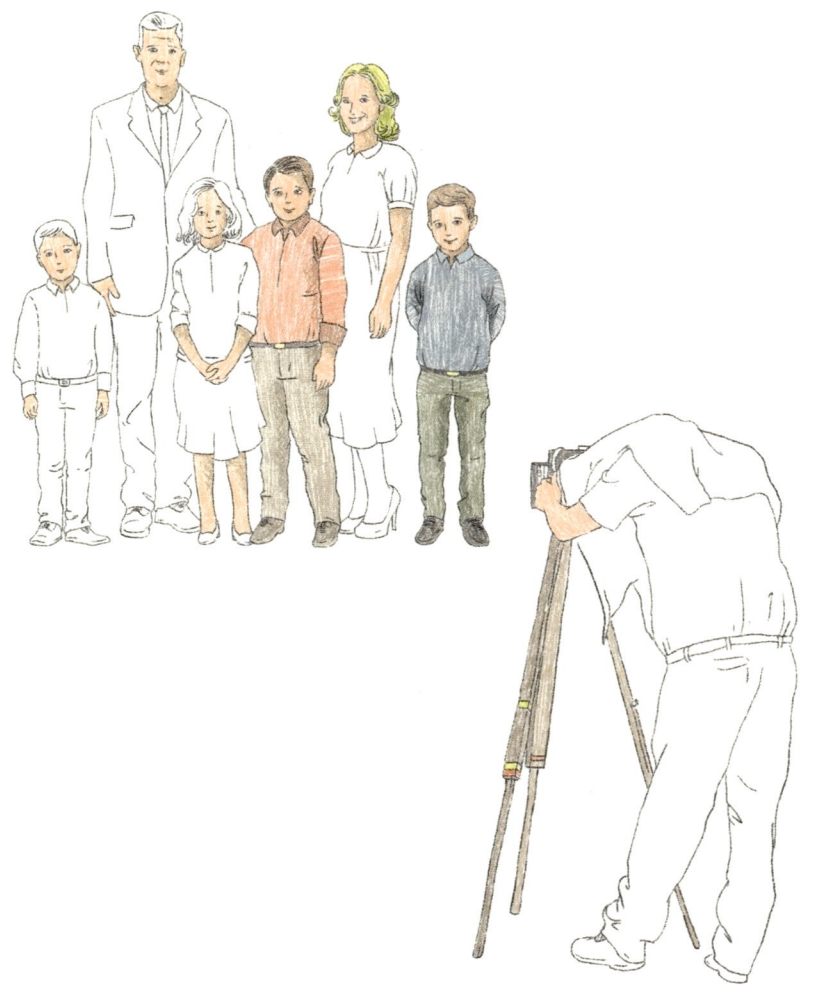

„Das Foto zu schießen dauert gar nicht lange", sagte der Vater weiter, „etwas länger dauern die Vorbereitungen für diesen Moment." Und damit hatte er recht: Bis wir alle fein herausgeputzt im Studio des Fotografen vor einem vorbereiteten Hintergrund aufgestellt waren, gab es noch viel zu tun. Mama kontrollierte ihre Lieben nämlich noch einmal ganz genau: Papas Krawatte wurde zurechtgerückt. Pauls Hemdkragen saß noch etwas schief. Maries Haarschleife war nicht ganz korrekt. Meine Haare wurden zurechtgekämmt, und Lukas bekam den Mund noch einmal abgewischt. Ein Taschentuch und etwas Spucke halfen dabei. Mama warf noch einen kurzen Blick in den Spiegel und stellte sich dann dazu.

Der Fotograf musterte uns ein letztes Mal und verschwand danach unter dem großen Tuch hinter seinem kastenförmigen Apparat.

Und tatsächlich hörten wir dann seine Stimme rufen: „Achtung! Bitte lächeln! Auf geht's!" Ein Blitz blendete mich, und alles war vorbei. Ich glaube, wir hatten alle den Atem angehalten.

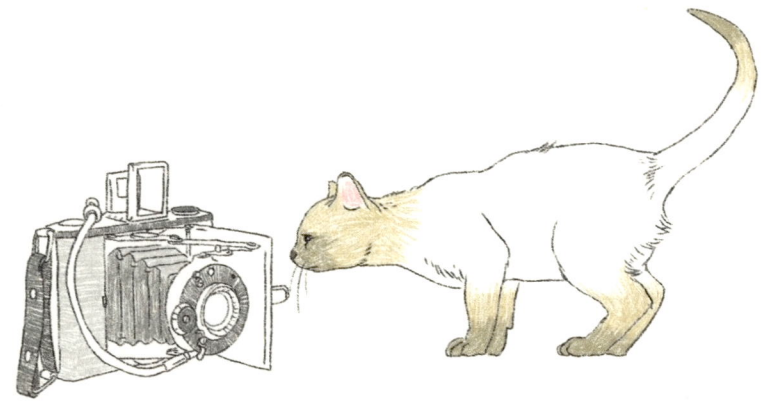

So sahen wir zumindest aus auf dem Bild!

Wir hatten es natürlich kaum erwarten können, bis das Foto entwickelt war. Als Papa es abholte und wir neugierig die ersten Blicke darauf warfen, fand ich, dass wir auf dem Bild dastanden, als ob wir bei einer Militärübung mitgemacht hätten. Steckensteif und mit ängstlichen Blicken auf den drohenden Blitz wartend! Diese Aufnahme in Schwarz-Weiß hing dann jahrelang eingerahmt an der Wohnzimmerwand. Später mussten wir oft über unseren Ernst bei der ganzen Sache lachen.

Ich hatte mir lange einen Fotoapparat gewünscht. Aber es war wie bei allen anderen Wünschen. Ich musste mir das Geld erst zusammensparen. Endlich hatte ich dreißig Mark beisammen. Dafür gab es eine schlichte Kamera, an der man nur die Blende und die Entfernung einstellen konnte. Der kleine Schirm dazu für die Blitzlampe hätte noch 3 Mark extra gekostet. Aber so viel hatte ich nicht.

„Den kaufe ich – und noch fünf Lämpchen dazu", sagte Lukas.

Ich war glücklich und versprach meinem Bruder, dass ich ihm den Apparat natürlich auch mal ausleihen würde.

Die Verkäuferin hatte bald bemerkt, dass es mit den Finanzen ihrer Kundschaft nicht weit her war. Deshalb schenkte sie uns den ersten Film. Daran hatten wir bei unserem Kauf gar nicht gedacht. Wir hätten in unserem Eifer glatt ohne Film fotografiert. Unser Apparat hatte einen Papierfilm für nur acht Schwarz-Weiß-Aufnahmen. Da mussten wir gehörig überlegen, was wir fotografierten. Große Fehler durften wir uns bei der geringen Anzahl nicht leisten.

Wir merkten bald, dass wir nur Personen oder Sachen ablichten konnten, die sich nicht bewegten. Sonst war alles verschwommen. Auch sonst gab es einiges zu beachten.

Man musste einigermaßen geübt sein, um den Abstand, die Blende, die Geschwindigkeit und die sonstigen Einstellungen in Einklang zu bringen.

Unser erstes Versuchsobjekt war unsere Katze. Es war aber gar nicht so einfach, sie ruhig zu halten. Keine Ahnung, was sie in dem schwarzen Apparat vermutete. Immer, wenn wir gerade abdrücken wollten, lief sie los und schnupperte an der Kamera. Marie hatte schließlich die rettende Idee. Sie nahm die Katze auf den Arm und ließ sich mit ihr zusammen fotografieren. Das Ergebnis konnte sich sehen lassen. Allerdings dauerte es ein paar Wochen, bis der Film entwickelt war.

In den Ferien kam eine Kusine zu Besuch. Wir mochten sie nicht so sehr. Sie versuchte immer, alles zu bestimmen und uns herumzukommandieren. Als wir einen Ausflug in den Stadtpark machten, wollte sie unbedingt vor einem Springbrunnen fotografiert werden.

Ich tat ihr schließlich den Gefallen und knipste sie aus großer Entfernung.

„Da bin ich ja ganz klein drauf!“, protestierte sie.

„Dafür kannst du den kompletten Springbrunnen sehen!“, tröstete sie Marie.

Der Bumerang

Mit dem Herbst beginnt die Bastelzeit, und als Kind bastelten meine Brüder und ich am liebsten bunte Drachen. Kaum bliesen die ersten Herbstwinde das Laub von den Bäumen, wurde mit dem Bau dieser Flugobjekte begonnen.

Um einen einfachen Papierdrachen zu basteln, brauchte man nicht viel: zwei leichte Holzstäbe oder -leisten, Packpapier, Transparentpapier oder Seidenpapier, dann noch Kleber, Schnur, Bindfaden und einen Metallring. Dazu als Handwerkszeug Säge, Messer, Schere und Meterstab.

Wenn wir Kinder etwas vorhatten, ließen wir nicht locker. Auch hier gaben wir uns erst zufrieden, wenn wir alle Bauteile und Werkzeuge zusammen hatten.

Lukas sägte die Holzleisten auf die richtige Länge. Paul verband sie mit einem festen Knoten. Ich spannte eine Schnur außen herum und befestigte sie mit Klebstoff. Die Drachenform war fertig.

Nun wurde das Transparentpapier zurechtgeschnitten. Unsere Schwester Marie klebte mit farbigem Papier ein Gesicht auf. Und jetzt kam das Wichtigste: Die Waagschnur mit dem Ring musste richtig

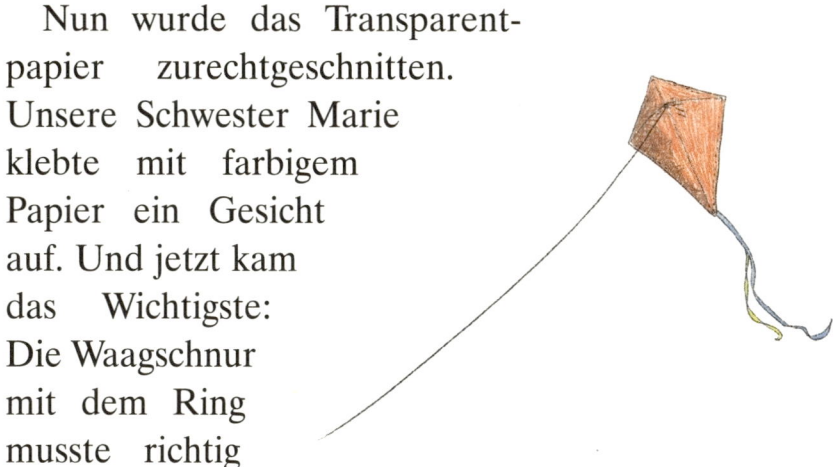

angeknotet werden. Damit konnte man den Drachen ausbalancieren, damit er optimal flog.

Der Rest war schnell geschafft: Es fehlte nur noch der Drachenschwanz mit der bunten Schleife. Zum Schluss wurde der Bindfaden als Drachenschnur angebracht, dann stand dem Drachenvergnügen nichts mehr im Weg!

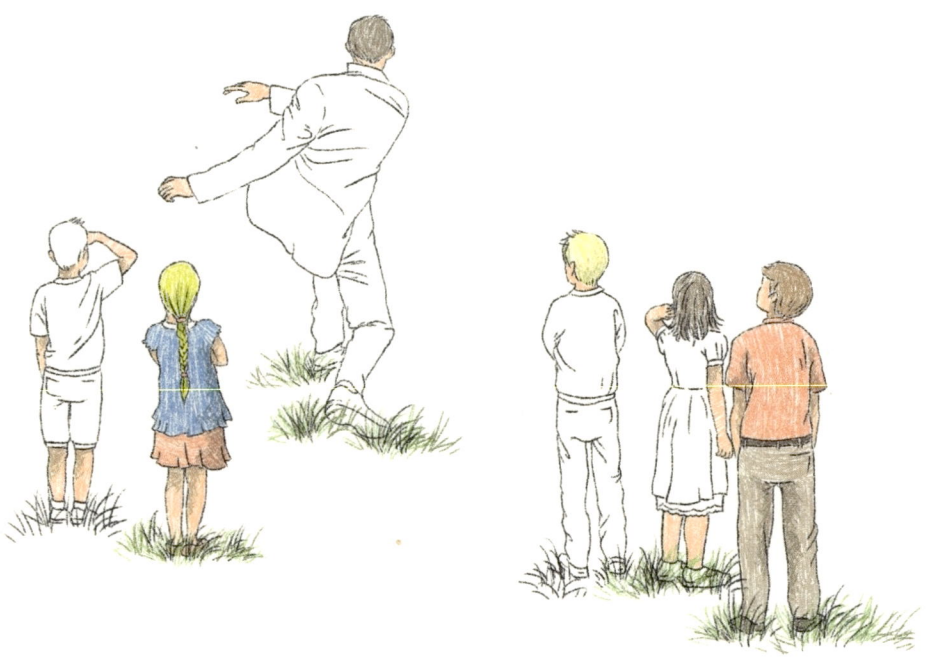

„Passt auf, dass keine Stromleitungen in der Nähe sind!", rief uns die Mutter nach.

„Klar, Mama!", brummte Lukas.

„Und lasst den Drachen nicht so hoch steigen, hat sie vergessen zu sagen", maulte Paul.

„Mama will nur, dass uns nichts passiert!", beendete ich die Diskussion.

„Genau!", nickte Marie.

Wie so oft musste sie das letzte Wort haben.

In der Nähe lag ein großes Wiesengelände. Weit und breit waren weder ein Baum noch eine Stromleitung zu sehen. Ideal für unser Vorhaben! Jetzt mussten wir den Drachen in die Höhe bringen. Das war gar nicht so einfach. Der Wind blies heute nämlich ziemlich schwach.

Als wir ankamen, rannte Herr Kachelmeier mit seinem Drachen im Schlepptau die Wiese rauf und runter. Er wohnte in unserer Straße und hatte seine Tochter dabei. Melanie war acht Jahre alt, so alt wie unsere Schwester Marie.

„Sinnlos heute!", keuchte Herr Kachelmeier mit hochrotem Kopf, „da hilft alles Rennen nichts!"

„Wir probieren es trotzdem", meinte Lukas.

Auf unseren Bruder war Verlass. Er war ein Ass in Physik und kannte sich mit Aufwind und solchen Dingen bestens aus.

„Rennen bringt nichts", sagte er seelenruhig, „man muss nur den richtigen Moment abwarten."

Und siehe da! Als sich ein laues Lüftchen auf den Boden verirrt hatte, nutzte Lukas den Aufwind und brachte das Fluggerät in die Höhe. Oben wehte der Wind kräftiger. Die Schnur machte einen Ruck, und der Drachen stieg immer höher. Der bunte Drachenschwanz flatterte gegen den herbstblauen Himmel.

„Nicht zu fassen!" Herrn Kachelmeier blieb der Mund offen stehen.

Er wollte es Lukas gleichtun, hatte aber keinen Erfolg. Deshalb ließ er den Drachen liegen und packte einen Bumerang aus. Den hatte er aus Australien mitgebracht, wo er einige Monate gearbeitet hatte. Die Wurftechnik beherrschte er perfekt. Das wiederum brachte uns nun zum Staunen! Er schleuderte den Bumerang weg. Der sauste los, machte einen großen Bogen und kehrte zum Ausgangspunkt zurück. Einfach fantastisch!

Seine Tochter Melanie stellte sich nicht so geschickt an. Sie wollte lieber unseren Drachen in der Luft halten.

„Darf ich?", fragte sie.

Natürlich durfte sie. Dafür zeigte uns ihr Vater, wie der Bumerang geworfen werden musste. Das klappte bei uns allerdings nicht so mühelos.

„Übung macht den Meister!", lachte Herr Kachelmeier.

Wir übten. Und bald hatten wir ein neues Steckenpferd!

Das geheimnisvolle Pfeifen

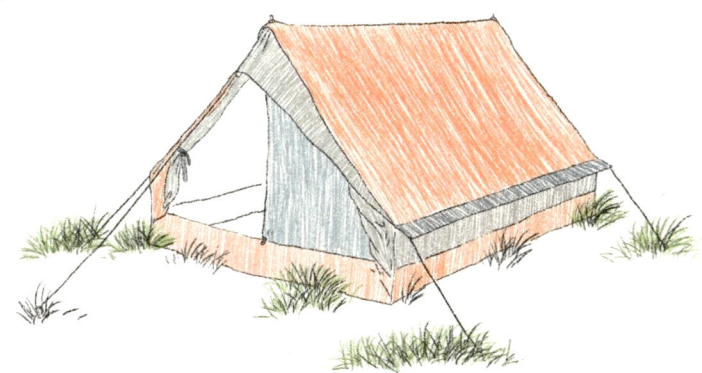

„Mein altes Zelt könnt ihr gerne haben, ich brauche es nicht mehr." Als der freundliche Nachbar aus dem Haus nebenan das zu meinem Bruder und mir sagte, jubelten wir, denn eine der Lieblingsbeschäftigungen in den großen Ferien war für uns Kinder das Zelten.

Unser Nachbar hatte sich vor zwei Jahren ein neues Zelt gekauft, erzählte er uns. Nun stand er mit dem alten Zelt vorm Haus und wollte es gerade in den Keller tragen. Da liefen wir ihm über den Weg, und er machte uns das nette Angebot. Eigentlich war das alte Zelt nur für drei Personen gedacht. Aber wenn wir ein bisschen zusammenrückten, reichte es auch für vier Kinder.

In den Urlaub mit der ganzen Familie fuhren wir nie, meine Eltern hatten kein Auto. Wir Kinder waren froh, wenn wir zu den Großeltern in den Schwarzwald durften oder zur anderen Oma, die einen kleinen Bauernhof hatte. Zu ihr nahmen wir unser neues-altes Zelt mit. Rund um den Hof gab es Möglichkeiten genug, das Zelt aufzustellen. Und wenn ein Gewitter aufzog, konnten wir schnell zu Oma ins Haus flüchten und dort übernachten.

Wieder einmal hatten wir unser Zelt auf einer Wiese hinter Omas Haus aufgebaut. Morgens schliefen wir aus. Nach dem Mittagessen halfen wir Oma auf dem Feld, und anschließend hatten wir frei. An diesem Tag suchten wir im Wald Holz für ein La-gerfeuer. Oma hatte uns welches aus ihren Vorräten angebo-ten. Aber wir fanden, zu ei-nem richtigen Lagerfeuer gehörte Holz, das man selber im Wald gesucht hatte.

Oma leuchtete das ein.

„Ich knete inzwischen den Teig für das Stockbrot", meinte sie.

Also zogen wir mit dem Leiterwägelchen los. Holz fanden wir genug, und so dauerte es nicht lange, bis

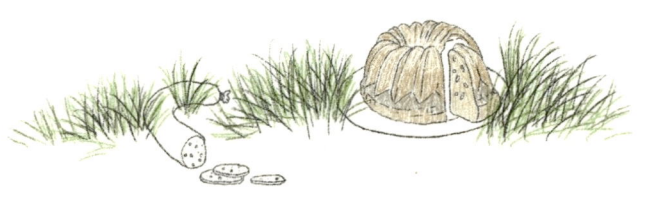

wir uns mit voller Ladung auf den Heimweg machen konnten.

Wir waren gerade dabei, das Holz sachgerecht aufzuschichten, als ein schriller Pfiff ertönte.

„Seit wann kann Oma so laut pfeifen?", wunderte sich Lukas.

„Keine Ahnung!", meinte Paul. „Wer könnte das sein?"

Da pfiff es schon wieder. Dieses Mal noch lauter.

„Ich schau mal nach", sagte ich.

Das Pfeifen wiederholte sich immer wieder. Ich lief schneller und traf Oma in der Küche.

„Hast du gepfiffen?", fragte ich besorgt.

„Also, Pfeifen ist nicht meine Sache." Oma schüttelte den Kopf.

„Aber es pfeift doch dauernd jemand!", beharrte ich.

Oma ging mit mir hinaus. Da pfiff es schon wieder.

„Tatsächlich!" Oma nickte. „Will uns da einer zum Narren halten?"

Jetzt war unsere Abenteuerlust geweckt. Wäre doch gelacht, wenn wir den Spaßvogel nicht erwischen sollten!

Und siehe da: Der Übeltäter war tatsächlich ein Vogel! Kein Spaßvogel, sondern ein leibhaftiger Papagei! Er saß im Geäst des Nussbaums, glotzte uns interessiert an und stieß immer wieder seine schrillen Pfiffe aus.

„Seit wann gibt es denn hier Papageien?", rief Marie fassungslos.

„Der ist bestimmt aus dem Nachbarhof entflogen, die Meiers haben einen", erklärte Oma.

Ich wurde losgeschickt, um den Nachbarsleuten die frohe Kunde zu überbringen. Das Tollste war, dass sie das Fehlen des Exoten noch gar nicht bemerkt hatten. Eine ganze Expedition schloss sich mir an, um den Ausreißer zurückzuholen.

Doch dieser nutzte seine Freiheit schamlos aus. Er wich jedem Fangversuch aus, flatterte auf einen anderen Ast und pfiff wieder.

„Das Federvieh macht sich über uns lustig!", schimpfte Herr Meier.

„Den kriegen wir, verlass dich drauf!", sagte seine Frau und eilte heim.

Als sie zurückkam, hatte sie eine ganze Tasche voll Leckerbissen dabei.

Diese breitete sie auf dem Boden aus und setzte sich dazu. Alle anderen schickte sie weg. Aus einiger Entfernung schauten wir dann dem Schauspiel zu.

Frau Meier sollte Recht behalten. Lange konnte der Papagei den leckeren Ködern nicht widerstehen.

Unserem Lagerfeuer mit Stockbrot und gegrillten Würsten stand nun nichts mehr im Weg. Und eine gehörige Portion Eis von Meiers zum Nachtisch gab's obendrein.

Als wir später in unserem kleinen Zelt lagen, kicherten wir noch lange über unsere pfeifende Oma und darüber, wie lustig es war, als Frau Meier den Papagei mit Süßigkeiten überrumpelte.

Von Sauerbraten und Sagosuppe

Für die meisten Leute gehörte Kochen früher zum täglichen Leben. Und in der Nachkriegszeit war es für viele nicht immer einfach, jeden Tag etwas Gutes zum Essen auf den Tisch zu bekommen. Die Auswahl war nicht gerade üppig.

Auch bei uns daheim war das nicht anders. Zum Glück hatte unsere Oma einen kleinen Bauernhof, da hatten wir keinen Mangel an Obst und Gemüse. Es gab das, was gerade auf dem Feld geerntet werden konnte. Manchmal waren das nur Pellkartoffeln mit etwas Salz und ein Glas Milch. Hauptsache, man wurde satt.

Doch an Festtagen war alles anders. Da zog Mama ihre gute Schürze an und fing in der Küche an zu zaubern. Schon der Duft, der durch die Wohnung zog, ließ das Wasser im Mund zusammenlaufen.

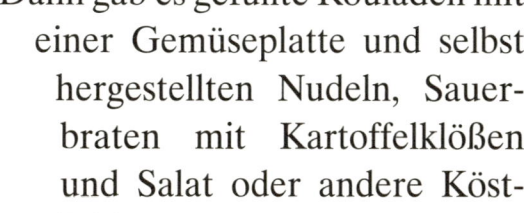

Dann gab es gefüllte Rouladen mit einer Gemüseplatte und selbst hergestellten Nudeln, Sauerbraten mit Kartoffelklößen und Salat oder andere Köstlichkeiten. Und zum Nachtisch servierte sie eine herrliche Süßspeise, im Sommer sogar selbst gemachtes Eis aus eigenen Erdbeeren. Unsere Mutter war eine gute Köchin. Sie hätte in jeder Hotelküche bestehen können.

Und Suppen konnte sie kochen, dass es eine Pracht war. Am liebsten aßen wir klare Rindfleischbrühe oder

Hühnerbrühe mit Einlage: Nudelsuppe, Flädlesuppe oder Markklößchensuppe.

Nicht so beliebt waren bei uns Kindern Grieß-, Reis-, Tomatensuppen oder solche, in denen die Reste vom Vortag verarbeitet wurden. Doch da kannte unsere Mutter kein Erbarmen.

„Gegessen wird, was auf den Tisch kommt!", war die Devise.

„Hunger ist der beste Koch", lautete ein anderer beliebter Spruch.

Und wenn wir Kinder manchmal am Tisch saßen und lustlos mit dem Löffel im Teller herumstocherten, erzählte uns Oma aus ihrer Kindheit. Sie waren dreizehn Kinder gewesen. Das konnten wir vier Geschwister uns gar nicht richtig vorstellen! „Oma, hattet ihr einen genügend großen Tisch?", fragten wir zum Beispiel. Oder: „Wie groß waren die Töpfe?", und: „Habt ihr auch alle beim Tischdecken helfen müssen?"

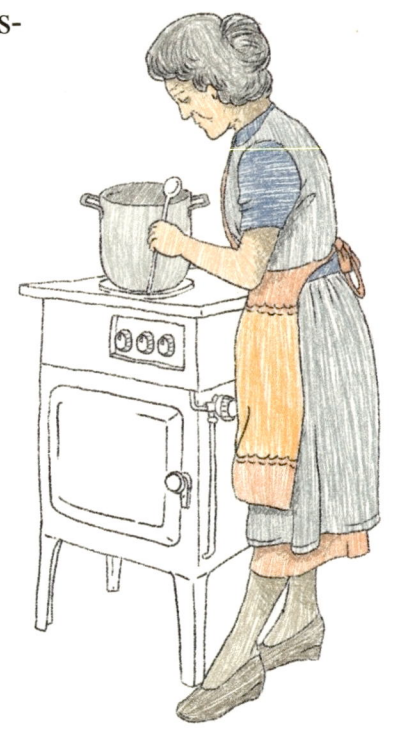

„An manchen Tagen gab es nur Suppe", erzählte uns Oma, „morgens, mittags und abends. Und wer nicht rechtzeitig da war, ging leer aus."

Bei dieser Vorstellung löffelte ich schnell und ohne zu maulen den Teller mit der Grießsuppe aus, auch wenn ich die Suppe wirklich nicht mochte. Und für einen leer gegessenen Grießsuppen-Teller bekamen wir von unserer Mutter meistens doch noch einen kleinen süßen Nachtisch!

Ich erinnere mich, dass unsere Mutter uns Kindern einmal aber nicht zum Essen bringen konnte. Unsere Mama war krank und bekam Bettruhe verordnet. Die Ärztin kannte unsere Mutter gut und wusste, dass sie trotzdem kochen und uns versorgen wollte, deshalb wurde sie ein bisschen streng: „Sie können nur gesund werden, wenn Sie jetzt wirklich im Bett bleiben, sonst müssen Sie am Ende noch ins Krankenhaus", sagte sie.
    Also blieb Mama wohl oder übel im Bett.

Unser Vater verstand vom Kochen nichts. Und wir Kinder waren noch zu klein, um am Herd hantieren zu können. Also kam Oma und kochte für uns, bevor sie dann wieder aufs Feld ging. Oma war eine gute Köchin. Ihr Essen war meistens einfach, aber schmackhaft.
    Doch an diesem Tag hatte sie unserer Meinung nach voll danebengegriffen. Als ihre fertige Suppe auf dem Tisch stand und sie damit unsere Teller füllte, schauten wir uns entsetzt an.
    „Pfui! Das sieht ja aus wie Froschlaich!", rief Paul.
    „Igitt! Ich muss spucken!", schluckte Marie und rannte davon.
    Oma verstand die Welt nicht mehr.
    „Das ist Sagosuppe, sehr nahrhaft!", behauptete sie.

Doch alles Zureden half nicht. Wir Kinder steckten uns gegenseitig damit an, dass die Suppe scheußlich schmeckte – wir kannten diese Sagosuppe einfach nicht, und wie sagt ein altes Sprichwort: „Was der Bauer nicht kennt, das frisst er nicht."

Oma war klug und gab nach, sie packte die Suppe wieder ein. Sie schmierte uns fürs Erste dicke Käsebrote. Nie hat mir ein einfaches Käsebrot besser geschmeckt! Unser Vater bekam drei Abende hintereinander Sagosuppe zum Abendessen – ob sie ihm geschmeckt hat, wissen wir nicht, er hat sich tapfer nichts anmerken lassen!

Als unsere Mutter nach ein paar Tagen wieder gesund war, aßen wir mit größtem Appetit sogar die Grießsuppe. Auch Papa schien erleichtert – Hauptsache, von Mama gekocht!

Mit Mozart auf der Leiter

„Mein Lieblingsessen ist Zwetschgenkuchen mit Sahne", sagte meine Schwester Marie immer, wenn sie danach gefragt wurde.

Alle lachten dann, denn Marie war bekannt dafür, dass sie am liebsten süße Sachen aß.

Beim Zwetschgenernten half sie aber nicht so gerne mit, dabei war im Obstgarten unserer Oma jede helfende Hand nötig.

Unsere Oma hatte nämlich drei Äcker mit Zwetschgenbäumen. Abgesehen von ein paar frostigen Wintertagen mussten sie das ganze Jahr über gepflegt werden. Bäume schneiden, Unkraut hacken, Düngen, Spritzen und am Ende natürlich Ernten. All das waren Arbeiten, die viel Zeit und Mühe erforderten.

Wenn Oma sonntags zum Essen kam, waren diese landwirtschaftlichen Arbeiten oft Gesprächsthema. Unser Vater konnte da nicht mitreden, denn er hatte mit Ackerbau und Viehzucht nichts am Hut. Ab und zu beschwerte er sich sogar ein bisschen, wenn seine Frau mal wieder tagelang auf dem Feld arbeiten musste: „Das scheint ja ein richtiges Steckenpferd von dir zu werden."

„Aber leckeres Essen willst du auch immer", rechtfertigte sich Mama dann.

Da hatte Mama natürlich recht.

Bei der Zwetschgenernte mussten wir Kinder tüchtig mithelfen. Mit dem Handkarren wurden die Leitern auf den Acker transportiert. Sie waren damals aus Holz. Im Winter kamen sie zu Omas Schwager, der Wagner war. Er prüfte Sprosse um Sprosse auf ihre Haltbarkeit. Es sollte ja keiner von der Leiter fallen.

Wenn die Spankörbe besorgt waren, konnte mit dem Pflücken der blauen Früchte begonnen werden. Die Leiter hinauf, den Pflückkorb mit dem Haken an eine Sprosse hängen, und Frucht um Frucht pflücken. Natürlich wanderten auch viele Zwetschgen in den Mund. Nur zur „Qualitätskontrolle" natürlich! Das konnte ich gar nicht oft genug machen, man musste doch testen, ob das Obst auch schmeckte.

Am schönsten für uns Kinder war es, wenn Oma uns zur Pause rief: Dann packte sie nämlich endlich die Tasche aus, die sie an einem schattigen Platz gelagert hatte. Lauter Schätze kamen zum Vorschein: Schwarzwürste, Leberwürste und Speck aus Omas Räucherkammer, dazu Holzofenbrot aus Omas Backhäuschen. Auch Tomaten, Gurken und Rettiche waren in der Tasche, und nicht zuletzt eine Schüssel mit sauren Bohnen, Omas Spezialität.

Zum Trinken gab es eigenen Apfelmost – unvergorenen für uns Kinder, vergorenen für die Erwachsenen.

Kein Essen schmeckte so gut wie das im Freien! Wir fühlten uns, als wären wir im Schlaraffenland! Doch irgendwann war auch das schönste Märchen zu Ende und die Arbeit ging weiter.

Die Zwetschgenbäume waren früher recht hoch. Für die Früchte, die ganz oben hingen, musste die Leiter ziemlich lang sein. Und schwindelfrei musste der Pflücker auf alle Fälle sein.

Auch ein alter Baum mit Pastorenbirnen, der zwischen den Zwetschgenbäumen stand, war sehr hoch. Seine langen, großen Früchte wurden erst im Oktober reif. Es waren Winterbirnen, die im Keller gelagert wurden, und von November bis Januar erst so richtig schmeckten. Aber nur mit einer überlangen Leiter war den Birnen so hoch oben auf dem Baum beizukommen.

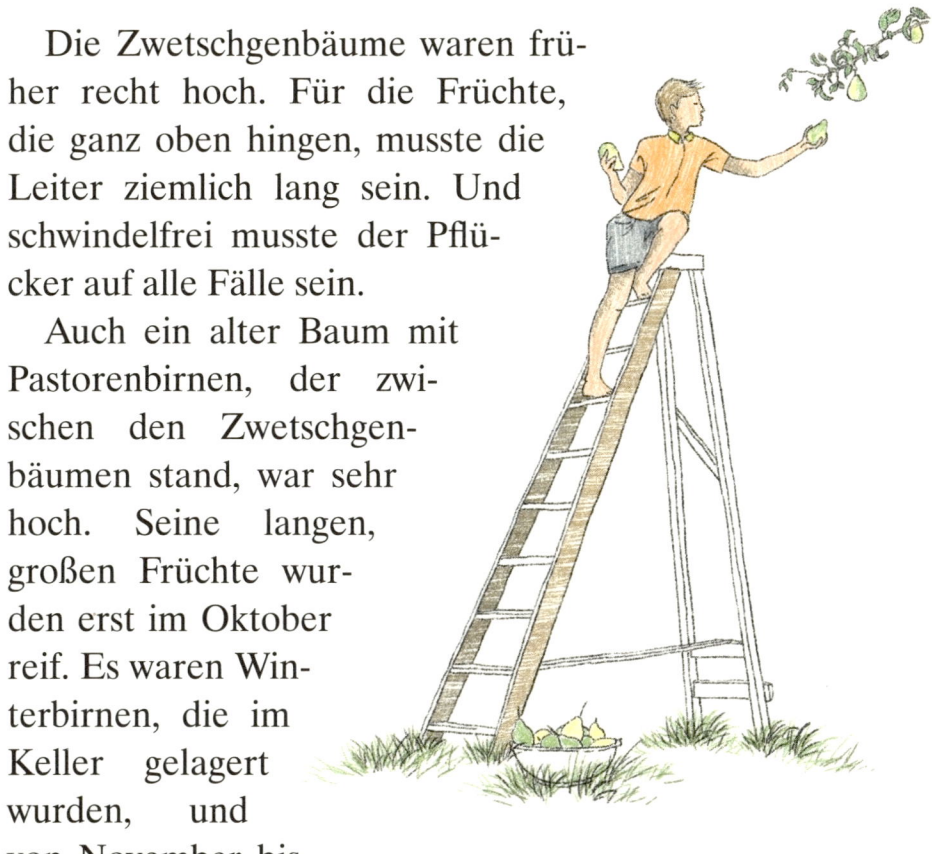

Da ich klein, wendig und schwindelfrei war, durfte ich jedes Mal diese schwierige Aufgabe übernehmen. Ein wenig Herzklopfen hatte ich dabei aber immer, je höher ich die Leiter hinaufkletterte: Sprosse um Sprosse stieg ich den leckeren Birnen entgegen, den Erntekorb immer mitziehend. Wenn einem mulmig ist, soll Pfeifen helfen, hatte ich einmal gehört. Und ausgerechnet auf dem Birnenbaum fiel mir immer eine Arie von Mozart ein.

„Nur ein feiger Tropf verzagt", singt der Diener Pedrillo in der Oper „Die Entführung aus dem Serail".
Diese Melodie pfiff ich dann aus vollem Hals.

„Er pfeift, dann geht es ihm gut da oben", sagte Oma zufrieden.
Die Birnen haben mir im Winter immer besonders gut geschmeckt – ich finde, die hatte ich mir wirklich verdient!

Heimliche Lesefreuden

„... aber Licht aus jetzt!" Meine Mutter kam zum Gu-te-Nacht-Sagen immer an mein Bett, und meistens legte ich das Buch dann auch auf den Nachttisch. Aber das fiel mir immer schwer, denn ich war eine Leseratte und bin es bis heute!

Die ersten Bücher, die ich bekam, waren Nachschlagewerke. Aber daneben gab es auch noch die Bücherei in der Schule. Hier konnte ich kostenlos spannende Bücher ausleihen.

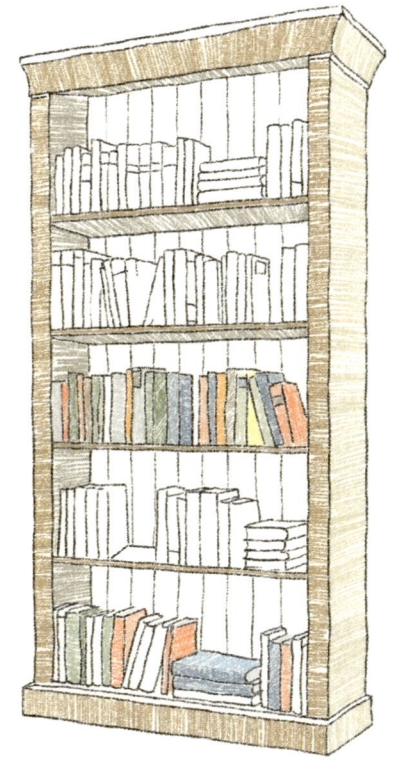

Eines der ersten Abenteuerbücher, die ich „verschlang", war Rolf Ulricis „Gerd funkt auf eigener Welle". Es erzählte die Geschichte eines Jungen, der mit seinem Kurzwellenfunk weltberühmt wurde.

Danach fiel mir ein Buch in die Hände, das mich ebenso fesselte. Der Titel lautete „Das Haus der sieben Türme". Es war der siebte von zehn Bänden einer Buchreihe von Herbert Kranz. Ein sechsköpfiges Team von „Ubique Terrarum" musste gefährliche Abenteuer bestehen. Diese Geschichte spielte im Libanon.

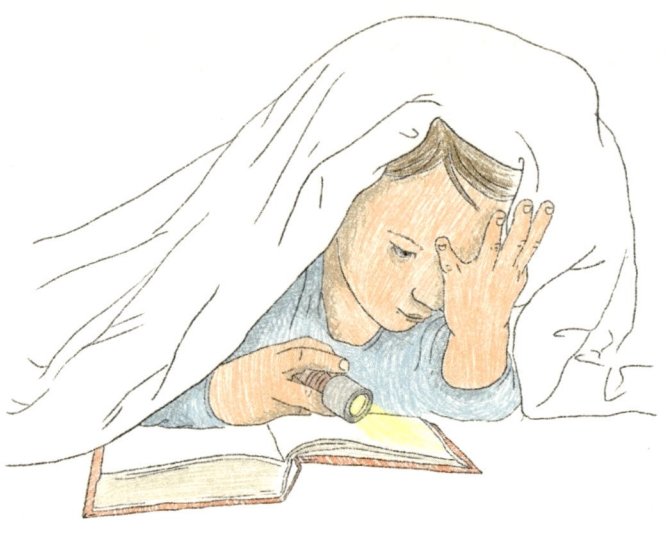

Und dann nahm mich Karl May gefangen. Seine Indianergeschichten von Winnetou und Old Shatterhand! Und vor allem seine Orientgeschichten! In meiner Fantasie ritt ich mit Kara Ben Nemsi und seinem Diener Hadschi Halef Omar durch die Wüste und durchs wilde Kurdistan. Ich war mit ihnen in den Schluchten des Balkans unterwegs und sprang mit dem Araberhengst Rih über eine gewaltige Felsspalte.

Lesezeit war meistens abends im Bett, denn tagsüber hatte ich kaum Gelegenheit dazu. Und schließlich war die Nachttischlampe ja nicht umsonst da. Dem Lesevergnügen zur abendlichen Stunde stand also nichts im Wege. Doch bei dieser einen Stunde sollte es nach dem Willen meiner Eltern auch bleiben.

„Morgen früh ist wieder Schule!", hieß es.

Aber meistens war die Geschichte gerade in dem Augenblick am spannendsten, wenn ich das Licht ausmachen sollte! Unmöglich, das Buch wegzulegen! Ein paar Minuten noch, das müsste doch möglich sein, gestand ich mir zu.

Doch Mama war unerbittlich. Schon stand sie wieder in der Tür.

„Licht aus!", verlangte sie. „Ich sage das nicht noch einmal!"

Natürlich war mir klar, dass sie vor der Schlafzimmertür stehen blieb und wartete. Also löschte ich immer folgsam das Licht. Etwas später, wenn sie sich entfernt hatte, las ich manchmal einfach weiter. Ein paar Seiten wollte ich noch schaffen. Die Geschichte war zu spannend!

Einmal war ich so in meine Lektüre vertieft, dass ich nicht merkte, wie die Tür abermals langsam aufging.

„Hab ich's doch geahnt!", schimpfte Mama.

Dieses Mal ging sie auf Nummer sicher. Sie schnappte sich mein Buch und ließ die Tür hinter sich ins Schloss fallen. Der Abend war gelaufen!

Ich ärgerte mich gewaltig, dass ich mich hatte überrumpeln lassen. Am nächsten Abend war ich besser vorbereitet.

Wieder war die Stunde um, und Mama stand pünktlich im Zimmer.

„Licht aus!", rief sie. „Aber diesmal endgültig!"

Ich löschte das Licht und wartete. Die Schritte entfernten sich. Jetzt hieß es, geduldig zu sein. Ich lauschte. Tatsächlich hörte ich, wie Mama nach ein paar Minuten durch den Flur schlich. Langsam ging die Tür auf und dann ganz leise wieder zu.

Ich konnte mir das zufriedene Lächeln der Mutter so richtig vorstellen.

Jetzt kam Plan B zum Einsatz. In der Schublade des Nachttischs hatte ich vorsorglich eine Taschenlampe deponiert. Ich kramte sie hervor, schnappte mein Buch und verschwand damit unter der Bettdecke.

Gemütlich war es da unten nicht gerade, und die Luft alles andere als frisch! Aber die spannende Geschichte machte das wieder wett. Endlich konnte ich die Abenteuer meiner Helden ungestört weiter verfolgen.

Minka und die schwarze Lok

Eine Modelleisenbahn ... das war früher der Wunsch fast aller Buben. Mein Vater hatte Glück: Er bekam schon zu seinem sechsten Geburtstag die erste Ei-senbahn. Sein Vater freute sich daran fast genauso wie er – Modellei-senbahnen wa-ren zwar immer ein Geschenk für Kinder, aber insge-heim eigentlich auch eines für Väter ...

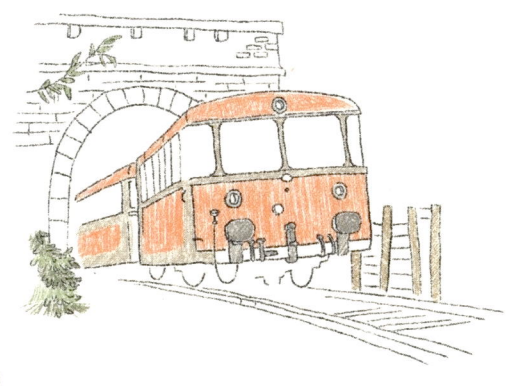

Die Waggons wurden von einer Dampflok gezogen, deren Kessel noch richtig beheizt werden musste. Opa besorgte das und merkte bald, dass der Zug umso schneller fuhr, je mehr Dampf dahinter war. Papa strahlte, und Opa heizte der Lok immer mehr ein. Sie raste ihre Runden. Es zischte und brodelte nur so. Plötzlich tat es einen gewaltigen Schlag! Der Dampfkessel flog in die Luft. Irgendein Ventil musste versagt haben.

Zum Glück war niemand verletzt, nur die Lokomotive war hinüber. Und Oma hatte einige Stunden zu putzen.
    „Zu Weihnachten bekommst du eine neue", ver-sprach Opa seinem Sohn.

Um einer neuerlichen Explosion vorzubeugen, war das neue Exemplar eine elektrische Eisenbahn. Auf Metallschienen mit einer Stromleitung in der Mitte fuhr eine grüne Lok mit drei roten Waggons aus Blech im Schlepptau ihre Runden. Sogar zwei Weichen konnten per Hand verstellt werden und den Zug auf ein anderes Gleis leiten. Mit einem Drehknopf am Transformator ließ sich die Geschwindigkeit regulieren. Jetzt war der Bub wieder glücklich! Auch Opa hatte seine Freude. Und Oma musste immer, wenn sich die beiden mit der Eisenbahn beschäftigten und ganz versunken dabei waren, drei Mal rufen, wenn das Essen fertig war.

Auch bei uns Buben stand eine Modelleisenbahn an oberster Stelle unseres Wunschzettels. Aber sie war teuer, also sparten wir tüchtig. Lukas und ich trugen Zeitungen aus, Paul fegte samstags bei reichen Leuten die Straße. Jeden Pfennig, den wir bekamen, steckten wir ins Sparschwein.

Und eines Tages war es so weit. Das Sparschwein wurde geschlachtet. Die Eltern und Oma legten noch ein paar Mark dazu. Das Geld reichte für eine Grundausstattung: einige Schienen, zwei Weichen, die elektrisch funktionierten, drei Güterwagen und eine Lok. Es war zwar nur eine kleine, schwarze Rangierlok, aber sie fuhr schnell wie der Blitz. Und vorne hatte sie sogar zwei Lichter!

In einer Schreinerei bekamen wir eine alte Schrankrückwand aus Tannenholz geschenkt. Darauf bauten wir die Schienen auf. Mit Zweigen, Sand und Moos zauberten wir eine richtige Landschaft. Aus einem Stück Maschendraht bastelten wir einen Berg. Jetzt konnte unser Zug auch noch durch einen Tunnel fahren.

Als alles fertig war und die Lok mit ihren Güterwagen durch die Landschaft sauste, strahlten drei glückliche Bubengesichter um die Wette.

Auch unsere Katze Minka schien Interesse an unserem neuen Spielzeug zu haben. Das Schnurren der Lokomotive lockte sie an. Sie legte sich auf der Lehne eines Sessels auf die Lauer und beobachtete den fahrenden Zug. Ihr Blick fixierte die kleine, schwarze Lok.

„Sie wird doch nicht springen!", rief ich entsetzt.

Lukas sauste hin und wollte Minka festhalten. Es war zu spät. Kaum tauchte die Lokomotive mit den zwei hellen Lichtern aus dem Tunnel auf, hechtete Minka mit einem gewaltigen Satz mitten in die Landschaft. Ein kurzer Tatzenhieb, und schon flog die Lok von den Schienen.

„Minka! Das ist doch keine Maus!", lachte Marie.

Alle lachten mit. Das Schauspiel war wirklich lustig gewesen. Die Lok war glücklicherweise robust, und wir konnten unsere schöne Landschaft samt dem Tunnel schnell wieder aufbauen.

Und was tat Minka in der Zeit? Sie beobachtete jeden unserer Handgriffe und saß bereits wieder sprungbereit auf der Lehne: eindeutig wartete sie auf die nächste Runde!

„Aber nicht springen, hörst du?", drohte Paul.

Ob die Katze ihn verstand?

Stundenlang hatten wir alle unseren Spaß an diesem Spiel, wir Kinder und unsere Katze Minka. Und als das Essen fertig war, musste unsere Mutter drei Mal laut rufen, bis wir endlich an den Tisch kamen.

Der Riesen-Schlitten

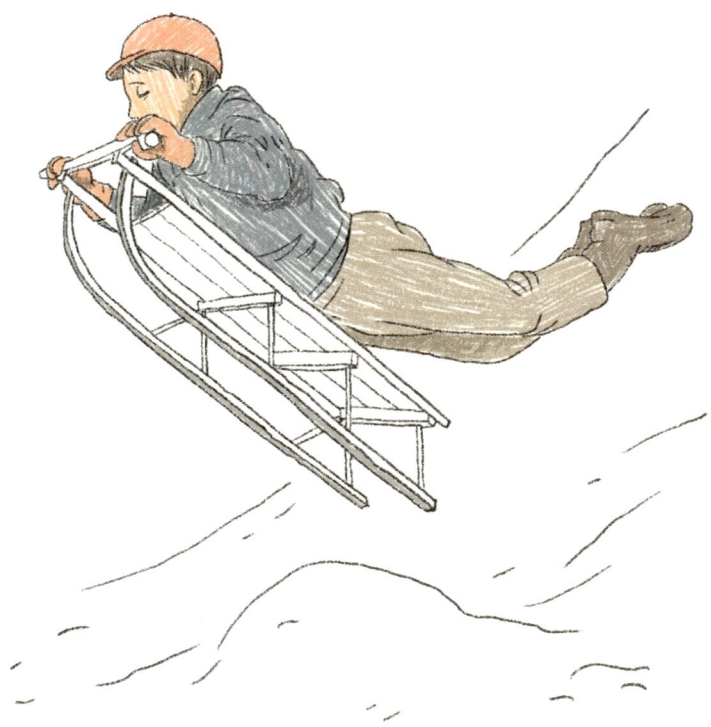

„Jacken an! Handschuhe an! Mützen auf!" Wenn der erste Schnee gefallen war und wir Kinder aus dem Haus stürmten, war unsere Mutter immer darauf bedacht, dass wir uns nicht erkälten konnten.

Immer schlagen die Kinderherzen höher, sobald die ersten Schneeflocken vom Himmel tanzen. Schnee bedeutete früher für meine Geschwister und mich: Schneemänner bauen, Schneeballschlachten machen, Schlitten fahren.

Skifahren war in meiner Kinderzeit noch nicht so verbreitet, zumindest nicht in unserer Gegend. Beim Schulsporttag im Winter hatten einige Kinder ihre Skier dabei, aber die meisten brachten einfach ihren Schlitten mit. Der musste erst einmal den Buckel hochgezogen werden. Gefroren hat keiner von uns, der Hügel war steil!

Der mühsame Aufstieg wurde mit einer rasanten Abfahrt belohnt. Und dann ging es wieder bergauf. Mit heißem Atem und roten Backen unterhielt man sich dabei. Jeder schwärmte von der tollen Abfahrt, die er eben erlebt hatte.

Wir Geschwister fuhren mit einem ganz besonderen Schlitten. Mamas Onkel hatte für uns einen Fünfsit-

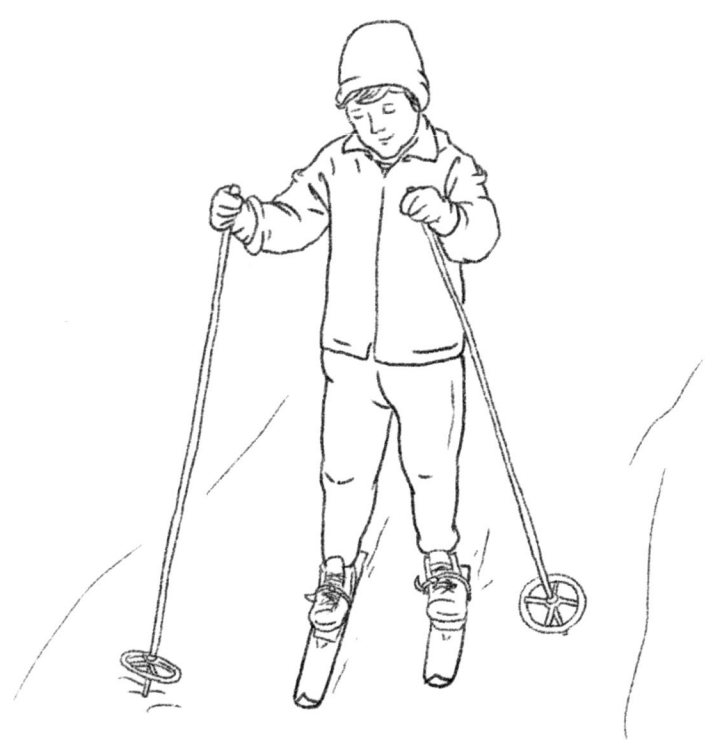

zer gebaut. Wir waren zwar nur vier Kinder, aber man konnte ja nie wissen.

„Ein Reserveplatz ist immer gut!", lachte Onkel Albert.

Die beste Rennstrecke war die Bergstraße, die zum Wald hochführte. Oma wohnte dort. Ein Auto war kaum einmal zu sehen. Dafür jede Menge Schlitten.

Wir zogen mit ihnen die Straße hoch, die Mutigen sogar bis hinauf zum Wald. Dann ging es in einer rasanten Abfahrt hinunter.

„Bahn frei, Kartoffelbrei!", und alles stob zur Seite.

Die Strecke hatte nur eine knifflige Stelle. Kurz vor dem Zielauslauf machte die Straße einen Bogen. Eine Rechtskurve ging gleich in eine Linkskurve über! Das erforderte bei dem hohen Tempo ein gutes Lenkvermögen.

Wer die Rechtskurve nicht schaffte, landete geradewegs im Löschweiher. Wer die Linkskurve verfehlte, machte mit einem Gartenzaun Bekanntschaft.

„Passt mir ja auf!", ermahnte uns die Mutter jedes Mal.

„Bremst rechtzeitig ab!", fügte der Vater hinzu.

Wir versprachen es hoch und heilig. Meistens ging auch alles gut. Und wenn wir mal mit Ach und Krach gerade noch die Rechtskurve kriegten und anschließend am Gartenzaun landeten, rappelten wir uns schnell wieder auf. Zum Glück war der Maschendrahtzaun ziemlich biegsam. Auch lag der Schnee dort so hoch, dass wir höchstens ein paar blaue Flecken davontrugen. Und die waren zu verschmerzen.

Aber einmal stach uns der Hafer. Die Talfahrt war so rasant wie selten. In unserem Jubel vergaßen wir sämtliche Versprechungen und Vorsichtsmaßnahmen. Als die erste Kurve kam, nützte alles Bremsen nichts mehr. Einer Rakete gleich schoss unser Fünfsitzer auf den Löschweiher zu.

„Bahn frei, Kartoffelbrei!", schrie Lukas noch.

Aber das hätte er sich sparen können. Die Bahn war frei. Freier ging es gar nicht!

„Platsch!", machte es, und schon hatten wir die Sportart gewechselt.

Aus den Schlittenfahrern waren Freistilschwimmer geworden! Jetzt nichts wie ans Ufer und heim zu Oma.

„Das hat ja kommen müssen", sagte sie nur, als wir wie begossene Pudel vor ihr standen.

Sie stellte die große Zinkbadewanne in der Küche auf und schöpfte heißes Wasser hinein. Im Schiff des mit Holz beheizten Herdes war immer welches parat. Wir zogen die nassen Sachen aus. Oma hängte sie über dem Herd zum Trocknen auf.

Das warme Bad tat gut und beruhigte die klappernden Zähne. Und nach Omas heißem Kräutertee war die Welt wieder in Ordnung.

Von Oma erfuhren es unsere Eltern nicht. Wir sagten natürlich auch nichts. Aber irgendwie mussten sie es doch erfahren haben. Der Riesen-Schlitten verschwand für die nächste Zeit im Schuppen.

Der kleine Trommelmann

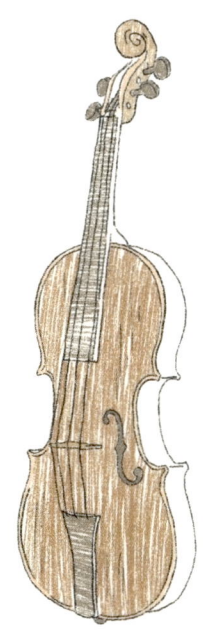

„Iiih, wie hört sich das denn an!" Mein Bruder verzog das Gesicht. Ich grinste nur. Unsere kleine Schwester Marie übte auf ihrer Blockflöte – das heißt, sie pustete eher wie mit Anlauf hinein. Sie hatte erst seit wenigen Wochen Unterricht. Meine Mutter schickte uns Brüder zum Spielen ins Freie, damit Marie in Ruhe üben konnte, und sagte nur: „Übung macht den Meister."

Ein Musikinstrument spielen zu können gehörte schon immer zu den schönsten Steckenpferden. Blockflöte lernte in meiner Schulzeit fast jedes Kind. Nicht immer ganz mühelos. Natürlich kam es auch mal vor, dass ein schriller Pfeifton für eine kurze Disharmonie sorgte. Aber zu einem Geburtstagsständchen für Oma reichte es allemal!

Zu Hause hatten wir sogar ein Klavier. So ein richtig altes, schweres Stück! Zum Glück zogen wir nicht oft um. Die Möbelpacker stöhnten, wenn sie den schwarzen Kasten mit dem gusseisernen Innenleben transportieren mussten. Papa war ein guter Klavierspieler, und ab und zu brachte er mir etwas darauf bei. Aber er hatte selten Zeit dazu, und so machte ich nur langsam Fortschritte.

Nachdem Marie fleißig Blockflöte gelernt hatte, bekam sie später richtigen Klavierunterricht bei einer Klavierlehrerin. Mit der Zeit klang es ganz ordentlich, wenn sie Beethovens „Für Elise" oder Schumanns „Der fröhliche Landmann" spielte. Lukas lernte im Musikverein Klarinette. Der Unterricht war dort umsonst, und das Instrument lieh der Verein kostenlos aus.

Paul spielte im Schulorchester die kleine Trommel. Bei der Weihnachtsfeier in der Stadthalle führten sie sogar Haydns „Kindersinfonie" auf.

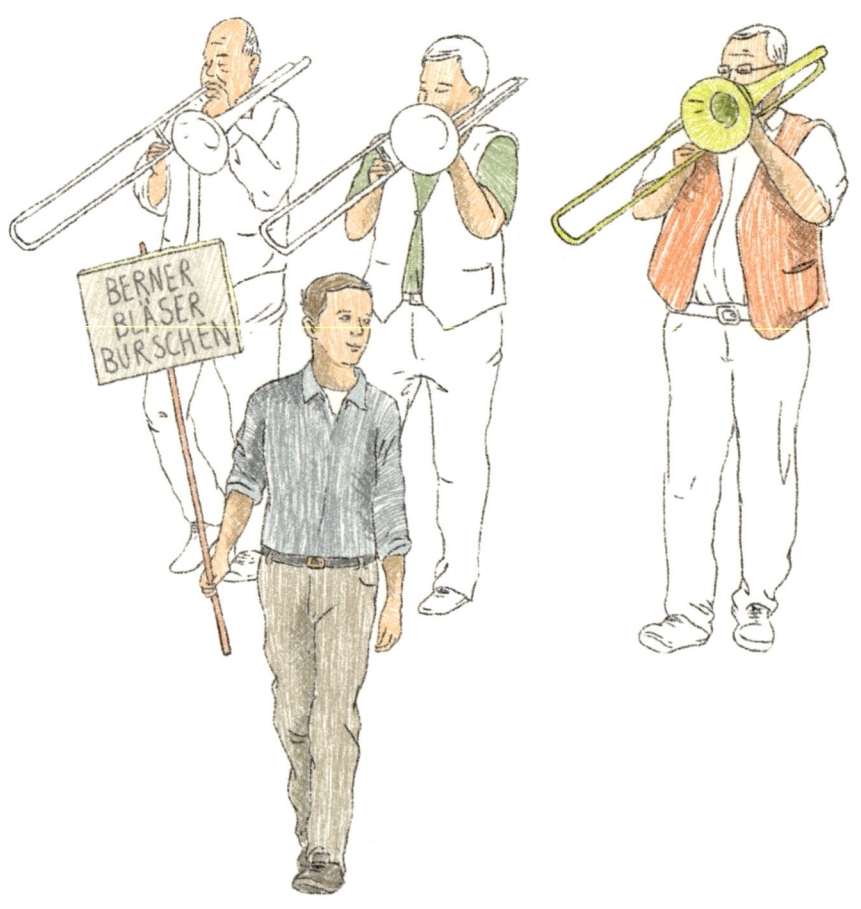

Mama achtete streng darauf, dass wir nicht alle gleichzeitig übten.

„Musik soll nicht in Lärm ausarten", meinte sie.

Bei schönem Wetter übte Lukas manchmal im Garten. Beschwerden von den Nachbarn kamen nie, nur ab und zu wurde ein Fenster etwas heftiger als sonst geschlossen.

„Kunstbanausen", murmelte Lukas und blies weiter in seine Klarinette.

„Du könntest vorne auf der Straße spielen und einen Hut aufstellen", schlug ich vor, „dann ist das keine brotlose Kunst!"

Mein Bruder klopfte sich an die Stirn. Mir war nicht klar: Überlegte er, oder zeigte er mir einen Vogel?

Paul betätigte sich öfters als Straßenmusikant. Er hängte sich die kleine Trommel um, lief rund ums Viertel und machte seine Taktübungen.

„Aha, der kleine Trommelmann ist wieder unterwegs", lachten die Leute.

Aber Paul machte das nichts aus. Im Gegenteil, er war stolz auf seinen Auftritt.

Marie und ich kamen nicht in Versuchung, uns als Straßenmusikanten zu betätigen: Das Klavier war dafür einfach zu schwer!

Und dann kam das große Kreismusikfest. Ein großes Zelt für dreitausend Besucher wurde aufgestellt. Musikkapellen aus der ganzen Gegend hatten sich angesagt. Lukas fieberte seinem Auftritt entgegen. Er durfte zum ersten Mal im Gesamtorchester mitspielen. Bisher waren seine Einsätze auf die Jugendkapelle beschränkt.

Pauls Trommelkünste waren da nicht gefragt. Sein Schulorchester nahm an dieser Veranstaltung nicht teil.

„Eigentlich schade", seufzte er.

„Der Musikverein sucht Kinder, die beim Umzug die Tafeln mit den Namen der Gastvereine tragen", sagte Papa.

„Da kannst du dir ein paar Mark verdienen", fügte Mama hinzu.

Paul war begeistert. Beim Umzug mitzulaufen und dafür auch noch Geld zu bekommen, war verlockend.

Pünktlich stand er am Busbahnhof, als sein zugeteilter Verein ankam. Es war eine Gastkapelle aus der Schweiz. Mit der Tafel voneweg sollte er die Musikanten zum Festzelt geleiten. Paul gefiel seine Aufgabe so gut, dass ihm der direkte Weg viel zu kurz erschien. Also schlug er einen Umweg ein.

Vielleicht wunderte sich der eine oder andere Musikant über den weiten Weg zum Festzelt. Aber da sich keiner auskannte, nahmen sie es gelassen hin.

Pauls Trinkgeld fiel dafür etwas größer aus.

„Für den weiten Weg, Bub!", sagten die Schweizer.

Die schönsten Vorlese-Geschichten aus früheren Tagen

Warmherzig erzählen die SingLiesel-Geschichten kurze Anekdoten aus der Kinderzeit, Jugend oder dem Familien-Alltag.
Von halsbrecherischen Seifenkistenrennen, geraubten Küssen oder dem ersten Auto.

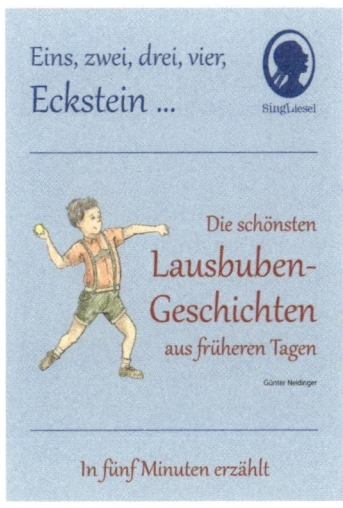

Günter Neidinger

Eins, zwei, drei, vier, Eckstein …
Die schönsten Lausbuben-Geschichten
aus früheren Tagen

80 Seiten, gebunden, Hardcover,
mit zahlreichen Abbildungen
Format: 165 x 235 mm
ISBN 978-3-944360-51-5

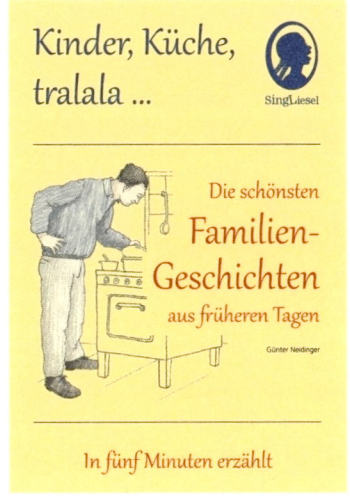

Günter Neidinger

Kinder, Küche, tralala …
Die schönsten Familien-Geschichten
aus früheren Tagen

80 Seiten, gebunden, Hardcover,
mit zahlreichen Abbildungen
Format: 165 x 235 mm
ISBN 978-3-944360-52-2

Die schönsten Sprichwort-Geschichten aus früheren Tagen

Die Sprichwort-Geschichten kombinieren kurze, einminütige Geschichten mit bekannten Sprichwörtern. In 18 kurzen Geschichten werden humorvolle Anekdoten aus früheren Tagen erzählt. Von der ersten Waschmaschine, von Jahrmarktsbesuchen und der Kartoffelernte …

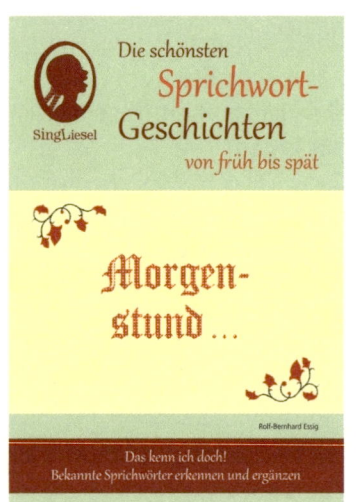

Rolf-Bernhard Essig

Morgenstund hat Gold im Mund
Die schönsten Sprichwort-Geschichten
von früh bis spät

80 Seiten, gebunden, Hardcover,
mit zahlreichen Abbildungen
Format: 165 x 235 mm
ISBN 978-3-944360-31-7

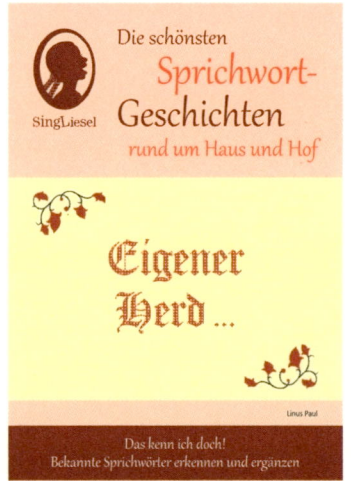

Linus Paul

Eigener Herd ist Goldes wert
Die schönsten Sprichwort-Geschichten
rund um Haus und Hof

80 Seiten, gebunden, Hardcover,
mit zahlreichen Abbildungen
Format: 165 x 235 mm
ISBN 978-3-944360-32-4